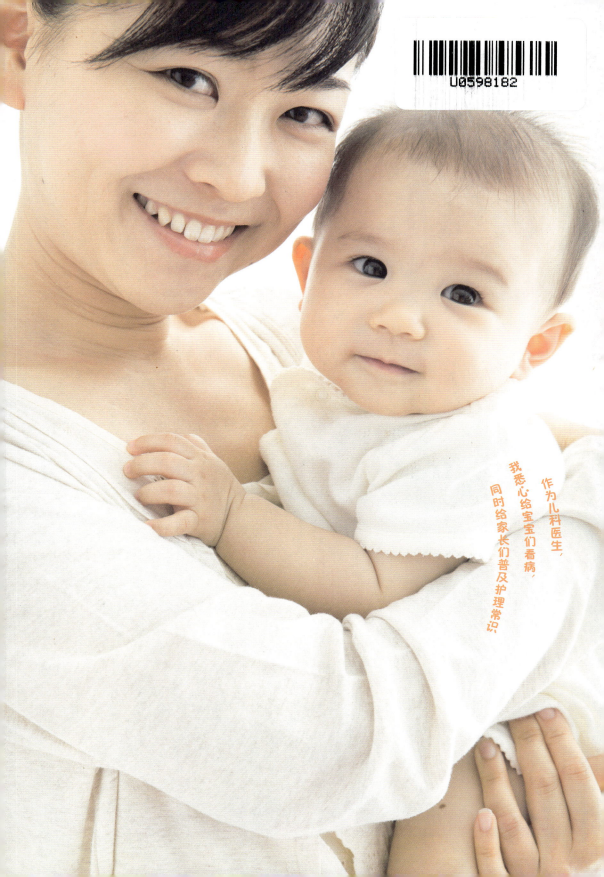

作为儿科医生，

我悉心给宝宝们看病，

同时给家长们普及护理常识。

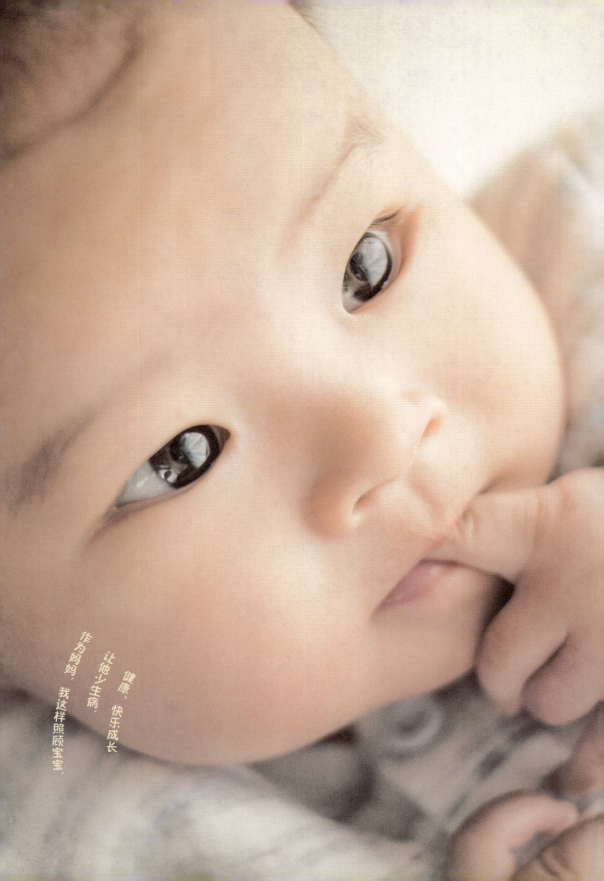

作为妈妈，我这样照顾宝宝，让他少生病，健康、快乐成长

逗号张
孕育幸福事
育儿系列

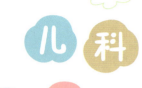

儿科

医生妈妈 的

宝宝疾病应对

全攻略

马建荣 编著

電子工業出版社
Publishing House of Electronics Industry
北京·BEIJING

图书在版编目（CIP）数据

儿科医生妈妈的宝宝疾病应对全攻略／马建荣编著. — 北京：电子工业出版社，2016.11

（孕育幸福事·育儿系列）

ISBN 978-7-121-30058-5

Ⅰ.①儿… Ⅱ.①马… Ⅲ.①小儿疾病－防护－基本知识 Ⅳ.①R72

中国版本图书馆CIP数据核字（2016）第235911号

逗号张文化创意
13910136213
全案策划

策划编辑：牛晓丽
责任编辑：刘　晓
特约编辑：董淑芳
印　　刷：北京盛通印刷股份有限公司
装　　订：北京盛通印刷股份有限公司
出版发行：电子工业出版社
　　　　　北京市海淀区万寿路173信箱　邮编：100036
开　　本：720×1000　1/16　印张：15　字数：288千字　彩插：1
版　　次：2016年11月第1版
印　　次：2019年3月第4次印刷
定　　价：49.90元

凡所购买电子工业出版社图书有缺损问题，请向购买书店调换。若书店售缺，请与本社发行部联系，联系及邮购电话：（010）88254888，88258888。

质量投诉请发邮件至zlts@phei.com.cn，盗版侵权举报请发邮件到dbqq@phei.com.cn。

本书咨询联系方式：QQ 9616328。

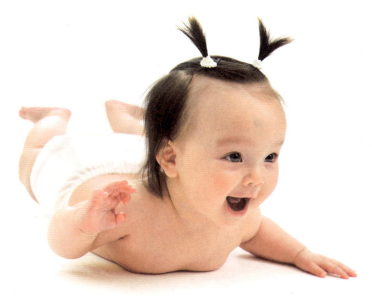

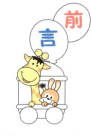

父母要做宝宝的首席儿科医生

宝宝是父母的心头肉，他们的一举一动都牵动着父母的心，尤其是生病的时候。看着宝宝病恹恹、没有精神的样子，做父母的别提多担心了，都希望宝宝能快点好起来。

我在儿科门诊外常常能看到焦急等候的爸爸妈妈、爷爷奶奶、姥姥姥爷，他们或者眉头紧皱、满面忧虑，或者疲惫不堪、焦躁无措，一家人围着宝宝六神无主。我特别能理解他们当时的心情，因为我不但是医生，也是一个妈妈。

人总会有头痛脑热的时候，宝宝的免疫力比成年人弱，生病是再正常不过的事儿了。作为父母，宝宝病了，最先要做的事情就是冷静下来，正确地应对。因为父母是最了解宝宝的病情和身体状况的人，也是决定治疗或处理方法的人，如果有失冷静，不仅不利于控制病情，还可能影响到宝宝的情绪。而掌握一些基础的医学常识，爸爸妈妈在应对宝宝的疾病时就能更冷静从容。为此，我把自己多年来的儿科门诊经验和育儿心得整理成了这本书。

在这本书里，我着重讲了以下几个问题：

- 是什么原因导致宝宝生病？
- 怎样帮助宝宝提高免疫力，预防疾病？
- 如何判断宝宝是否生病了，是否需要去医院？
- 一些宝宝常见病如感冒、发热、腹泻、便秘等，该如何预防和处理？
- 宝宝发生烫伤、夹手、擦伤等意外时，该如何处理？

希望爸爸妈妈看过我的这本书后，能对自家宝宝的状况多一些了解，做好宝宝的"首席儿科医生"，守护好宝宝的健康。

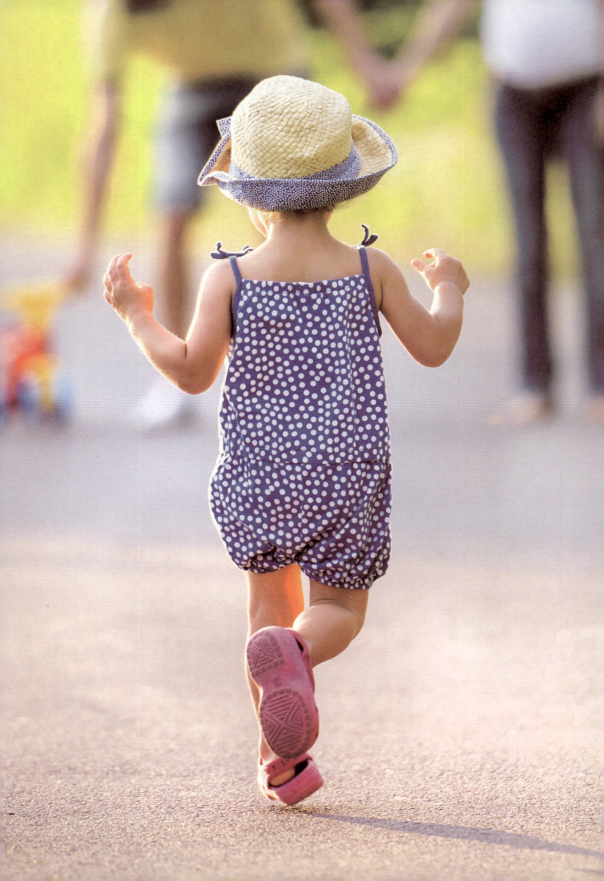

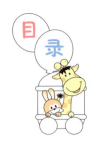

目 录

第二章

儿科医生妈妈的小儿疾病预防攻略……39

宝宝的三个生理特点不能忽视……40

母乳是增强宝宝免疫力的首选……41

遵循辅食添加原则，让宝宝少生病、身体棒……42

合理补充微量元素，增强宝宝的抵抗力……46

宝宝的饮食要随着季节调整……49

宝宝穿衣要跟上季节的变化……51

住得好，身体才好……52

宝宝外出，安全第一……53

别让玩具威胁到宝宝的健康……54

温室里的花朵禁不住风吹雨打……57

构筑起宝宝呼吸道的4道防线……59

按时接种疫苗，为宝宝打造健康盾牌……61

给宝宝准备一个专用小药箱……63

从小给宝宝做抚触，疾病不上身……64

常给宝宝捏脊，强身健体……66

不要漏掉宝宝的每一项健康体检……68

初入园的宝宝爱生病，3岁前要夯实宝宝的健康根基……70

第一章

应对小儿疾病，父母要心中有谱……11

宝宝在与疾病的对抗中提升了抵抗力……12

宝宝爱生病，从养育方式上找找原因……13

这些时候一定要带宝宝去医院……16

宝宝生病了，父母首先要冷静下来……18

宝宝生病总不好，可能是过敏惹的祸……20

勤换医院和医生可不是好事……24

做细心的妈妈：记好宝宝的生病日记……25

别轻易给宝宝输液……26

宝宝生病，不能只靠药物……28

走出给宝宝选药、用药的误区……29

给宝宝吃药前一定要看药物说明书……30

让宝宝顺当地吃药……32

真病假病巧分辨……35

在医院里如何保护好宝宝……36

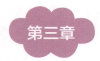

第三章

练就一双慧眼，及早发现宝宝身体不适……73

新生儿脱水热不要慌……74

新生儿乳房肿大，千万别乱挤……75

胎记是正常现象，父母无须谈"斑"色变……76

新生儿皮疹，爸爸妈妈不要过分担心……78

马牙不是病，千万不能挑破……79

女宝宝"假月经"这样护理……80

别把宝宝溢奶当成"吐奶"……81

频繁打嗝，其实只是空气到肚子里了……83

宝宝鼻塞，不一定是感冒……84

打喷嚏，不要轻易与感冒画等号……86

宝宝脱皮，要"对症"护理……87

宝宝枕秃，不一定是缺钙……89

宝宝突然变得安静或爱哭闹，有可能是生病了……90

食欲不振，宝宝可能是"有病"了……91

宝宝"眼屎"多，不一定是上火……92

留意疾病先兆：流鼻涕、口臭和便秘……94

第四章

当儿科医生妈妈遇到宝宝生病……97

新生儿黄疸不可小瞧……98

新生儿脐炎大意不得……100

新生儿结膜炎别用热水敷……102

新生儿鹅口疮要标本兼治……106

宝宝一发热就用药对身体不利……108

小儿高热惊厥的紧急处理……112

小儿感冒，护理比治疗更重要……114

区分感冒和小儿肺炎……118

经常被爸爸妈妈"误判"的小儿百日咳……121

小儿咳嗽：不当止咳让宝宝久咳不愈……124

小儿鼻炎危害大，不可掉以轻心……128

小儿哮喘，要防也要控……130

宝宝喉咙痛，可能是扁桃体发炎了……132

宝宝经常用手揉眼睛，最容易"招惹"沙眼……134

宝宝眼睛红肿，可能是红眼病……136

保护好宝宝的耳朵，告别中耳炎……139

保护好宝宝粉嫩嫩的小嘴巴……143

宝宝嘴巴疼、不爱吃饭，可能是口腔溃疡……144

"虫牙"危害多，要早发现早治疗……146

宝宝呕吐要仔细辨别原因……148

别让便秘把宝宝堵得上火……150

小儿腹泻应根据病因区别对待……152

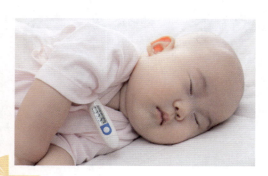

小儿哭闹，有可能是肠套叠……156

有一种哭闹叫"黄昏哭吵"……159

家有"夜哭郎"，从身体和心理两方面找原因……161

"妈妈，肚子疼"并非就是腹痛……163

常被忽略的腹股沟疝气……166

宝宝磨牙，大多不是肚里有虫……167

肚子里有蛔虫，防治结合护健康……169

宝宝夜间睡觉屁股痒，有可能是蛲虫在作怪……171

小儿盗汗，有可能是缺钙……173

合理营养，帮助宝宝预防佝偻病……176

宝宝中暑了，尽快降温是"王道"……178

勤洗勤换，宝宝夏天不长痱子……180

尿布疹，护好小屁屁是关键……181

幼儿急疹突袭，多照护少干预……185

麻疹上演"潜伏记"，爸妈要练就"火眼金睛"……189

宝宝出水痘，细心护理至关重要……192

湿疹，闹心的皮肤过敏性疾病……195

识别手足口病，妈妈要有一双慧眼……198

第五章

宝宝发生意外，父母应会紧急处理……203

心肺复苏，关键时刻能派上大用场……204

家有"淘气包"，必备急救箱……206

眼进异物不要用手揉眼睛……207

宝宝耳朵进异物，不要用手抠……208

流鼻血，止血别犯这些错误……210

误吞异物要这样处理……212

大人要藏好药，宝宝误服药物很严重……213

食物中毒重在预防……216

宝宝的牙被磕掉了该怎么办……218

头部摔伤后的判断处理至关重要……220

意外摔伤或夹伤，父母应该怎么办……222

割伤、擦伤，预防感染是关键……224

虫咬和蜂蜇伤后避免挠抓，以免化脓……226

动物抓伤、咬伤大意不得……228

烧伤、烫伤，最重要的是降温散热……230

爸妈要做好防护工作，让宝宝冬天时远离冻疮……232

小宝宝意外脱臼，爸爸妈妈动作要轻柔……233

宝宝骨折，处理不当伤害大……234

加强安全教育，预防宝宝触电……236

父母必知的儿童溺水急救方法……237

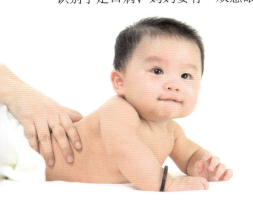

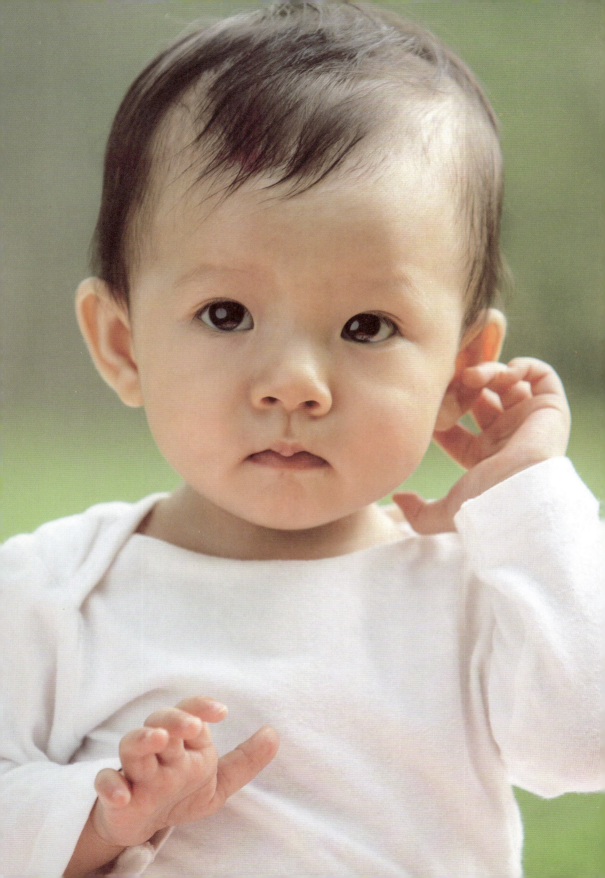

第 一 章

应对小儿疾病，父母要心中有谱

　　宝宝身体抵抗力差，即使我们再怎么精心护理，也可能会生病，每年三四次的感冒都是正常的。在宝宝生病时，很多父母不知所措，对如何配合医生治疗以及怎样护理生病的宝宝知之甚少。其实，父母的育儿、医学知识越多，在宝宝生病时越能冷静、积极地面对问题，帮助宝宝尽快恢复健康。

宝宝在与疾病的对抗中提升了抵抗力

宝宝生病，最着急的就是爸爸妈妈，恨不得自己替宝宝生病。其实，宝宝生病也不一定是坏事儿。

跟病菌交战过，才懂得如何防御

生病是身体与病菌打交道的过程。这个过程就像我们人与人之间的交往一样，如果我们没见过一个人，没跟他打过交道，我们不可能对他有印象。身体也是一样的，对于没有见过的病菌也不会有印象，也就不会有抵御这种病菌的抗体。

病菌入侵身体，使人生病，这时候身体就会做出反应，跟病菌"打仗"。在"打仗"的过程中，身体会记住这种病菌，"制订"出对付这种病菌的方案，当这种病菌下次再来"进攻"的时候，身体就自动启动防御方案积极应战。所以，不要期望宝宝不得病，宝宝每生一次病，其免疫力也会上一个台阶。

贴心·提示

抵抗力好不好，主要看两个指标：一是得病的次数，二是得病后身体康复的速度。一般来说，抵抗力好的宝宝一年里生病的次数比抵抗力差的宝宝要少一些。如果两个宝宝同时得了同样的病，一个宝宝两三天就痊愈了，另一个宝宝需要五六天甚至更长的时间才好，那肯定是第一个宝宝的抵抗力更强。

宝宝生病，父母要适当"粗"一些

宝宝生病，很多父母心急如焚，要求医生给宝宝输液或者使用抗生素，想让宝宝立马好起来。为人父母，我能理解这种急切的心情，但对于宝宝来说，一下子就把病菌消灭了，对身体并不好，而且在没有必要的情况下给宝宝输液或使用抗生素，对宝宝的病情和身体健康都是不利的。

爸爸妈妈有的时候不妨"粗"一些，即当宝宝生病的时候能"狠心"一些，接受病情的反复，让宝宝在跟病菌的"战斗"中提高"战斗力"。

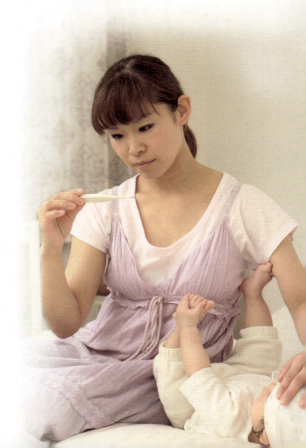

宝宝爱生病，从养育方式上找找原因

门诊故事

贝贝是医院的常客，不是发热了，就是感冒了，虽然都是小毛病，但老这样，就意味着贝贝经常要吃药、打针。都说"是药三分毒"，药用多了，肝脏解毒的负担就重，时间久了对健康不利。贝贝的妈妈也很纳闷："为什么贝贝老是生病？小区里跟她差不多大的宝宝，经常玩泥沙，看起来脏兮兮的，身体却很好，很少生病。"

跟贝贝的妈妈交流后，我发现，其实是她的养育方式出了问题。我把一些不恰当的养育方式进行了归纳，并提出了应对的策略。爸爸妈妈们都看看，你们"中"了哪一条呢？

太爱干净

宝宝过度"干净"，接触的病菌过少，身体就无法识别哪种病菌好哪种病菌坏，身体抵抗疾病的能力就差。贝贝老是生病，跟她妈妈爱干净有关系，总是不让她接触病菌，她的身体自然就无法建立起对病菌的防御系统。

如何应对：适当地让宝宝玩玩泥巴，让宝宝的免疫系统"认识"病菌。当然，同时也要告诉宝宝："这个不能吃的，它会让你的肚子不舒服。"

给宝宝穿得太多

网上流行着一句话："有一种冷叫你妈觉得你冷。"门诊里也常看见爸爸妈妈把宝宝裹得严严实实，因为他们觉得宝宝感冒就是因为衣服穿少了着凉了。他们忽略了一件事情——宝宝是活泼好动的，穿得多就容易出汗，如果没有及时换衣服或擦汗，风一吹，就特别容易受凉感冒。

如何应对：很简单，随着天气变化及时增减衣服。"若要小儿安，三分饥和寒"，有的时候适当冻一冻宝宝，可以增加抵抗力。宝宝的体质不一样，穿衣服的量也会有差异，一般宝宝穿上衣服后，摸摸他的小手，只有不出汗、不凉，就算是合适。宝宝大一些了会表达了，就可以试着放手让宝宝自己做主。

偏食

有的宝宝不喜欢吃蔬菜,对于这种偏食的习惯,大部分爸爸妈妈的态度是"喜欢就吃,不喜欢就不吃",这样会导致宝宝维生素、膳食纤维摄入不足,长期如此会导致营养失衡,宝宝抵抗力降低,消化不好,容易感冒、便秘。

如何应对:想办法让宝宝多吃一些蔬菜。对于不爱吃蔬菜的宝宝,爸爸妈妈就要多花心思了,比如宝宝觉得菜叶不好嚼,妈妈可以把菜叶剁碎了包饺子、馄饨,或者用来熬粥、煮汤;胡萝卜、西红柿、黄瓜可以作为零食给宝宝吃,不一定非得在饭桌上吃;少给宝宝吃零食,零食吃多了容易长胖,还会影响其他营养的吸收。

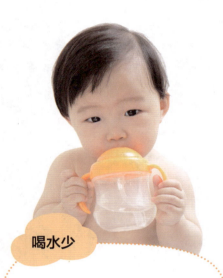

喝水少

有的宝宝不爱喝水,再加上活动量大,身体缺失的水分就会增多,使抵抗力下降,生病的概率就自然大了。

如何应对:让宝宝多喝水,比如不论在哪里,每隔二三十分钟就让宝宝喝几口水;宝宝运动的时候要时不时提醒他喝水;睡醒、洗澡后要让他喝水;宝宝上幼儿园后,要告诉他时不时跟老师要水喝。如果宝宝实在不爱喝水,就要另想办法,比如给宝宝煮一些健康的"饮料",像苹果水、山楂水之类的,或者让宝宝多喝一些牛奶、米汤。

晚餐吃得多

宝宝上幼儿园以后,午餐、晚餐一般都会在幼儿园里解决。有些妈妈担心宝宝吃不好,晚上就给宝宝做大鱼大肉。宝宝晚上吃得多或者吃得太油腻,会影响肠胃的消化功能,时间久了容易引发胃肠道疾病。

如何应对:"早上吃好,中午吃饱,晚上吃少",给宝宝准备的晚餐要营养、清淡、容易消化,粥、豆腐、蔬菜都是宝宝晚餐的理想选择;让宝宝吃七八分饱就可以了,如果宝宝从幼儿园回家说"不饿",就不用强迫宝宝吃太多东西。

睡得少

有的宝宝非常贪玩，不爱睡觉，再加上爸爸妈妈爱熬夜，宝宝也会跟着熬夜，睡眠不足。身体会在睡眠过程中同时进行自我修复，如果身体一直在"劳动"，时间久了抵抗力就会下降，使人变得爱生病。

如何应对：爸爸妈妈自己首先要养成好的睡眠习惯，陪宝宝一起睡觉。如果确实需要熬夜，要跟宝宝说清楚，并将工作移到卧室之外的地方；睡前不要做让宝宝兴奋的游戏，可以跟宝宝一起听听音乐，让他慢慢平静下来。

小病扛着

一些妈妈比较粗心，没及时发现宝宝生病，等发现的时候宝宝的病情已经严重了；还有一些妈妈怕药物有副作用，宝宝感冒、发热的时候就让他像大人一样扛着。这样做是很危险的，宝宝的病情变化很快，病情严重后，宝宝需要使用更多的药物才能痊愈。

如何应对：做一个细心的妈妈，如果宝宝发热超过 38.5℃，有精神差、不吃饭、嗜睡等表现，要及时带宝宝去医院。

压力大

父母经常吵架、对宝宝的期许过高等都会让宝宝觉得压力大。人压力大的时候，最容易伤害脾胃，影响胃口和消化能力。时间久了，抵抗力就会下降，就容易生病。

如何应对：营造舒适的家庭环境，让宝宝每一天都快快乐乐的；经常跟宝宝交流，和宝宝一块玩游戏；夫妻吵架不能当着宝宝的面。

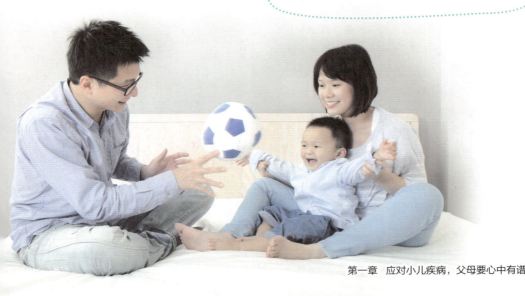

这些时候一定要带宝宝去医院

宝宝一出现发热、拉肚子的症状，爸爸妈妈通常就着急带宝宝去看医生。其实，爸爸妈妈首先应该冷静下来，观察宝宝的情况并做出判断，决定下一步的处理措施。那么，什么情况下需要立即带宝宝就医呢？

宝宝体温超过 38.5℃，或连续发热（低于 38.5℃）超过 2 天，或不停地哭，或出现出疹、发水痘等症状，一定要尽快去医院检查。当宝宝出现发热时，先量量体温，38.5℃ 以下可以物理降温，比如用温水给宝宝擦身体，如果宝宝的体温恢复正常，就不用火急火燎地抱着宝宝冲向医院。如果宝宝发热超过 38.5℃，家里离医院比较远，可以先给宝宝服用美林或者泰诺林降温，再去医院。

如果宝宝感冒了，只要不发热，只是有点流鼻涕、咳嗽，在家护理就可以；如果发热、咳嗽厉害、脸色涨红，可能是肺炎，要立即带宝宝去医院。

宝宝拉肚子时，先看大便的性状，如果是脓血便就要立即去医院。如果只是比平时多拉一两次，水分不多，可能是因为肚子着凉或者东西吃多了，消化不良。这时先调节一下宝宝的饮食，让宝宝喝点粥，观察一下，如果宝宝的大便性状很快好转，就不用去医院，更不需要用抗生素。如果宝宝拉肚子后出现严重脱水、喂水即吐的症状，就要赶紧去医院。

宝宝发生高热惊厥时，会出现意识不清、四肢抽搐的症状，这时一定要及时打 120 或第一时间带宝宝上最近的医院看病。

当宝宝的鼻子、耳朵、嘴里或阴道、肛门里插入异物，爸爸妈妈千万不要试着自己把东西拔出来，要立即带宝宝去医院，让医生帮忙处理。

宝宝呕吐超过 12 个小时，同时出现发热、出疹的现象，或者是呕吐物中带血，需要尽快就医。

宝宝呼吸困难或呼吸异常快，皮肤和嘴唇开始发紫，说明宝宝氧气不足，要尽快打 120 或者带宝宝就近看病。

宝宝的耳朵、眼睛、肚脐、阴茎或阴道出现渗出物，很有可能是感染炎症了，比如眼睛发红、流泪或发黏，这是感染结膜炎的迹象，具有传染性，需要马上就医治疗。

割伤或伤口特别深，出血多，可能需要缝合，爸爸妈妈可以先用一块干净的布按压伤口并举高受伤的部位来止血，然后尽快带宝宝上医院处理。

严重摔伤，有可能出现扭伤或骨折，或者头上有严重的碰伤，要及时带宝宝去医院或者打 120。

吞食了有毒、有害的东西或异物，比如成年人吃的药、玻璃珠等，一定要尽快带宝宝去医院。如果宝宝误服成年人吃的药，要记得带上药物的包装袋或瓶子。

宝宝突然异常烦躁、哭闹、发脾气，这种情况超过 24 个小时，很有可能是宝宝哪个地方不舒服，爸爸妈妈检查不出来，一定要及时带宝宝去医院。

宝宝生病了，父母首先要冷静下来

我家宝宝2岁半的时候，有一天半夜里突然哭醒，打开灯一看，我发现他呼吸困难，喉咙好像卡了什么东西，很痛苦的样子。我一看症状，就意识到是小儿喉头水肿。小宝宝得喉头水肿十分危险，一是小宝宝喉管细，二是小宝宝不懂事，越难受越要哭，越哭水肿得越厉害，这样可能会导致喉管堵塞，引起窒息。

那时候我心里虽然也很焦虑，但我表面尽量保持镇定，一面摇醒老公，一面指指宝宝的喉咙说："宝宝，你不要哭。你这儿水肿了，所以你才会觉得难受。要是哭的话，你会更难受，先忍耐一下好不好，不要哭，爸爸妈妈马上带你去医院。"宝宝听懂了，即使很难受，但他还是慢慢地止住了哭，配合我穿好衣服，跟着我们去医院。经过治疗，几个小时过后，他的情况就好转了。

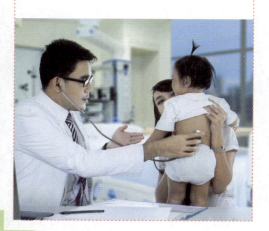

冷静，才不容易出错

试想一下，如果宝宝生病了，父母只顾着相互抱怨，或者自己就很焦虑，宝宝就会以为自己得了很严重的病，感到害怕，于是哭闹起来，就可能导致非常严重的后果。在这里，我劝诫所有的父母，当宝宝生病或者受伤了，自己首先要做的事情就是冷静下来，观察宝宝的病情，安慰好宝宝，理一理宝宝生病、受伤的原因，在就诊的时候告诉医生，然后根据医生的诊断把宝宝照顾好。

生病的宝宝希望爸爸妈妈更关心自己

我们大人生病的时候都希望身边的人能关心自己，更别说宝宝了。在宝宝的世界里，爸爸妈妈就是一切。宝宝生病了、受伤了，身体很难受，心理也会变得脆弱和敏感，最大的希望就是爸爸妈妈能多关注自己。如果这时候爸爸妈妈只顾相互指责，会影响宝宝的情绪。身体上的病痛，再加上心里觉得委屈，病就更不容易好了。甚至一些宝宝还会觉得"都是我的错"，一味地自责，这对宝宝的心理发育是很不利的。

要相信宝宝的忍耐力

我曾经在一本书上看到这样一句话："儿童的忍耐力其实是惊人的，只要不吓着他们，给一个合适的心理预期，他们多半能够接受一些似乎很困难的事情。"

当宝宝生病的时候，爸爸妈妈即使心里很焦虑，也不要把这种情绪表现出来，而是要给宝宝传达这样一种暗示：生病是一件很正常的事情，不要哭，忍一忍，一会儿去医院让医生给治疗，很快就会好起来的，如果哭闹反而会让身体变得更加不舒服。

有的爸爸妈妈会问："宝宝大一些，跟他讲道理，他可能会听。但是，几个月大的宝宝，他什么都不懂，只会哭闹。"我要告诉大家的是，千万别小瞧了你们家宝贝，小宝宝可是最会"察言观色"的，我们需要做的就是相信他。

当然，也有一些宝宝生病的时候一味哭闹，大人怎么哄都不行。这时，你需要转移他的注意力，比如跟他说话，用他喜欢的玩具吸引他，不知不觉中他就忘记不舒服这回事了。

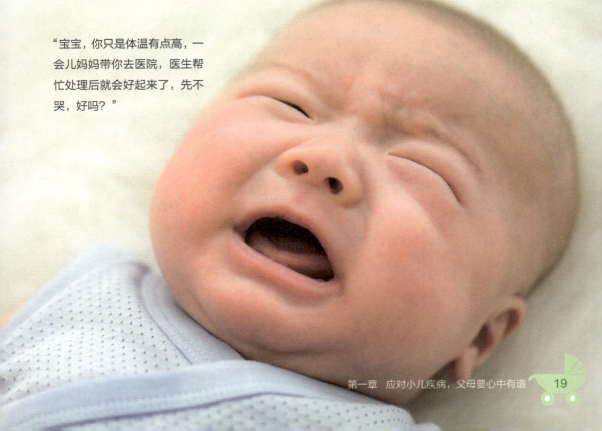

"宝宝，你只是体温有点高，一会儿妈妈带你去医院，医生帮忙处理后就会好起来了，先不哭，好吗？"

宝宝生病总不好，可能是过敏惹的祸

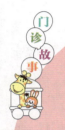

门诊故事

4岁的诺诺看上去身体倍儿棒，很少感冒、发热，实际上她有一个小秘密，就是小屁屁上长湿疹。刚开始的时候，她妈妈给她抹了一些治疗湿疹的激素类药膏，很快湿疹没有了，但没过几天就又反复了。给诺诺检查后，我让诺诺妈妈把诺诺生活中的事情详细地说一遍，后来发现诺诺的小马桶用的是化纤材质的马桶圈，原来是过敏惹的祸！

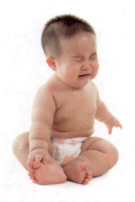

生活中一些很常见的东西（花粉、地毯里的灰尘、毛绒玩具、动物的毛发等）会导致过敏，也有一些宝宝像诺诺一样，对化纤材质的布料过敏。还有一些过敏体质的宝宝，生病的时候跟正常体质的宝宝一样，表现为发热、流鼻涕、咳嗽、扁桃体发炎等症状，虽然针对表面症状进行治疗了，但效果只是暂时的，病情会反复发作。

当宝宝出现病情反复的时候，爸爸妈妈首先要打个问号："为什么会反复发作？"最有可能的原因是过敏了。

怎么发现宝宝过敏

很多时候宝宝发生了过敏，爸爸妈妈都没有发现或误以为是感冒。那么，爸爸妈妈怎么判断宝宝是否过敏呢？宝宝过敏常出现以下症状，爸爸妈妈要引起重视。

宝宝身上出现湿疹，而且反复发作，就有可能是过敏。爸爸妈妈需要检查宝宝接触过的东西，用的吃的都要筛查一遍，看是什么东西让宝宝过敏。

宝宝吃鸡蛋或者喝牛奶后出现腹泻或者呕吐、恶心、长湿疹等症状，说明宝宝有可能对这些食物过敏。

宝宝经常出现迎风流泪、揉眼睛、使劲挤眼睛、揉鼻子等现象，要多加留意，这些有可能是因为过敏引起的。

天气变化的时候，宝宝的鼻子变得敏感，经常打喷嚏、流鼻涕、呼吸不顺畅，或者老是揉鼻子，说明宝宝可能对冷空气过敏。

妈妈的护肤品、化妆品，如果味道过于芳香，也会让宝宝出现揉鼻子、打喷嚏的过敏现象。

宝宝皮肤过敏了这样处理

皮肤过敏是常见的过敏表现。当宝宝皮肤因为过敏而出现疹子或小疙瘩、发红时，爸爸妈妈不要着急，也不要盲目地涂抹药膏。可用以下方法处理。

第1步

切断致敏原

当宝宝皮肤出现红肿、发痒等过敏症状时，父母首先要找出致敏原，让宝宝远离引发过敏的东西。

第2步

"解决"抓挠的问题

父母先要跟宝宝达成"协议"："宝宝，你这块皮肤有些发红，还会有些痒，忍一忍，不要挠，妈妈相信你可以做到。一会儿妈妈就给你擦药，等擦了药，就不会这么痒了。"

第3步

及时到医院治疗

宝宝皮肤过敏，通常有两种表现，一是急性荨麻疹，二是慢性湿疹。通常，针对急性荨麻疹，医生会根据发病程度使用抗过敏药物如开瑞坦、仙特明、氯苯那敏，或让宝宝口服激素、注射激素如地塞米松、氢化可的松等。对于湿疹，如果症状比较轻，且是因为气温变化引起的，涂抹郁美净就可以缓解；如果出现了皮肤溃破，一般建议使用氢化可的松软膏和莫匹罗星，两者混合使用比例为1:1。

第4步

护理好宝宝的皮肤

父母要用温水给宝宝清洗过敏部位，保持皮肤的清洁。注意不能使用毛巾擦拭皮肤溃破严重的部位，应自然晾干。清洗后要尽快给宝宝用药，效果会更好。每次给宝宝抹药，都要先清洗皮肤，皮肤干后再抹。

宝宝母乳过敏的处理

对于妈妈来说，最无奈的事情莫过于小宝宝对母乳过敏。有的小宝宝吃完母乳之后出现长湿疹、腹泻、便秘以及不断打嗝、放屁、吐奶等现象，说明他有可能是母乳过敏。

如果宝宝过敏症状严重，就需要断奶，给小宝宝喂"无敏奶粉"，也就是我们常说的深度水解配方奶粉。如果宝宝的过敏症状不是特别严重，可以尝试"母乳+配方奶粉"混合喂养的方式。

贴心·提示

如果小宝宝因母乳过敏腹泻的次数有些多，要及时给宝宝换尿布，洗干净宝宝的小屁屁，抹一些甘油，再垫上干净的尿布，让宝宝的小屁屁时刻保持干爽，否则可能会引起尿布疹，甚至导致局部感染。

过敏性腹泻的处理

过敏性腹泻多发生在 2 岁以下的宝宝，尤其是 0~1 岁的婴儿。母乳过敏、奶粉过敏或对某些辅食过敏都有可能出现腹泻。当宝宝出现过敏性腹泻时，应采取以下措施。

找出致敏原，避免让宝宝再吃可导致腹泻的食物。如果宝宝对母乳、奶粉过敏，则需要根据情况转变喂养方式或者换奶粉。

及时就医，医生会根据宝宝的情况对症治疗。

宝宝腹泻期间，注意多让宝宝喝温开水补充水分，避免脱水。

及时给宝宝更换尿布、脏裤子，适量涂抹甘油或护臀霜，避免尿布疹或局部感染。

过敏性哮喘的处理

过敏性哮喘多在婴幼儿期发病，是一种常见的呼吸道疾病。当宝宝哮喘发作时，要及早控制，使哮喘发作对宝宝气道造成的破坏降到最低程度。建议宝宝哮喘发作的时候，遵医嘱及时用药。

哮喘发作是突然发生，但气道的炎症是长期持续存在，哮喘需要长期的抗过敏治疗。即使宝宝的哮喘发作得到控制，暂时没有喘息的症状，仍然需要每天坚持服用预防性药物。

帮助宝宝找出过敏原，预防过敏

保证家里的卫生。地毯、毛绒玩具里的螨虫、灰尘都有可能导致宝宝过敏，爸爸妈妈要经常打扫卫生，杜绝致敏原的出现。

不要饲养小动物。小动物的皮毛和分泌物都是很强的致敏原，宝宝容易过敏，家里就尽量不要养小动物。如果家里已经有小动物的，注意让宝宝少接触。

少吃容易过敏的食物。鸡蛋、牛奶、海鲜、蚕豆等是常见的易致敏食物。可以适当喝一些蜂蜜水，帮助宝宝提高抗过敏的能力。不过 1 岁以内的小宝宝不要喝蜂蜜水。

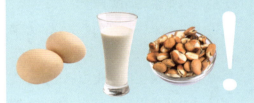

让宝宝适当运动。适量的运动能帮助宝宝提高免疫力，增强抗过敏能力。游泳是很不错的防过敏运动，能提高宝宝对冷暖刺激的抗过敏能力。

让宝宝多喝水。多喝水，保持大小便通畅，使身体的废弃物随大小便排出，是很好的改善过敏症状的方法。

宝宝的衣服一定是纯棉的。宝宝的皮肤娇嫩，穿化纤材质的衣服容易过敏，爸爸妈妈给宝宝准备的衣服最好是纯棉的，柔软的质地能减少皮肤过敏的发生。

妈妈尽量穿纯棉的衣服和使用纯植物的护肤品。妈妈可以说是宝宝最亲密的"伙伴"，跟宝宝的接触也是最多的，所以妈妈要注意自己的衣着和使用的护肤产品。

过敏体质的宝宝外出怎么办

如果宝宝是过敏体质，爸爸妈妈带宝宝外出时，要注意以下事项：

1 带好必备药物。如果宝宝有慢性鼻炎、鼻窦炎、哮喘等过敏性疾病，一定要带上治疗这些疾病的药物，当宝宝出现清嗓子、鼻子堵、发热或者哮喘的症状时，要及时用药，先将病情暂时控制住，再尽快去当地医院就诊。

2 如果宝宝对花粉过敏，家里就不要摆放鲜花了，花粉季节出门要让宝宝戴上口罩，回来后用清水清洗鼻腔，用温水洗脸。

3 水是不可缺少的"装备"。带宝宝外出，千万不要因为怕上厕所就让宝宝少喝水，少喝水容易让宝宝缺水，免疫力下降，更容易发生过敏。要让宝宝多喝水，保持大小便通畅。

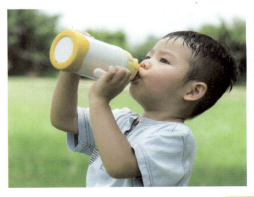

勤换医院和医生可不是好事

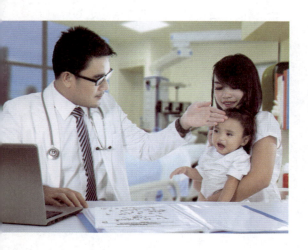

宝宝生病去医院就诊后，爸爸妈妈看到宝宝病情没有得到缓解，或者是出现反复，心里就着急了。有的爸爸妈妈就怀疑医院开的药不管用，或者是医生经验不够，从而频繁换医院、医生。

这种做法并不可取，不仅耗费精力、浪费金钱，还可能延误治疗的时机。

重复用药会伤害宝宝娇嫩的脏器

比如宝宝发热，爸爸妈妈抱着宝宝到 A 医院看病后仍不退热，就认为这家医院不行，马上换 B 医院。B 医院跟 A 医院一样，也给宝宝开退热药，宝宝吃完 A 医院的退热药没多久，又吃 B 医院开的退热药，无形中增加了用药量，可能会对宝宝的脏器造成伤害。

重复化验既耗费精力又浪费金钱

成年人生病了病情会反复，宝宝也一样，如果爸爸妈妈频繁换医院、医生，每到一处医生都要从头了解病情，重新检查，治疗也从头开始，这样很可能延误治疗时机，加重病情。

如果已经出现更换医院、医生的情况，爸爸妈妈需要做以下事情。

1 带上上一家医院开的药方以及检查结果，给新换的医生作为参考。

2 详细地向医生描述宝宝病情的变化以及用药后出现的反应，越详细越好，这样有利于医生做下一步的诊断。

3 向医生说明宝宝上一次吃药的时间，问清楚下一次吃药的时间，掌握好间隔时间正确吃药，避免重复用药。

贴心·提示

给宝宝看病，最好的方法是选一家信得过的医院，找一位好医生，保证治疗的连贯性。这样医生比较熟悉宝宝的病情，病历记录完整，容易掌握病情的变化，适时做出调整，也能让大人省去重复治疗的费用。

做细心的妈妈：记好宝宝的生病日记

医生每天都要接诊很多病人，一些症状可以通过观察和检查发现，还有些症状如果父母不说，医生在很短的就诊时间内很难发现。建议父母们养成为宝宝记生病日记的习惯，父母提供的信息越多、越准确，对医生的诊断就越有利。

那么，父母应该如何为宝宝记生病日记呢？在记录时，应该重点关注宝宝的哪些症状呢？来看看我朋友给她的宝宝萱萱记的生病日记吧。

时间：2015 年 6 月 20 日晚上 8 点 30 分

病症：发热，38℃

其他：☐咳嗽 ☑喉咙发炎 ☐鼻塞 ☐气喘 ☐疹子 ☐腹泻 ☐呕吐 ☑精神差 ☑说话没有力气

衣着情况：天热，穿的小短裙

饮食起居：1. 去舅舅家跟小哥哥玩了一天，吃了爆米花、炒豌豆、薯片等零食，正餐吃的猪肉白菜饺子、虾、西蓝花炒木耳、拍黄瓜；主食吃得少，零食吃得多，而且喝水比较少。

2. 上午和小哥哥到小区里骑自行车，出汗比较多，衣服有些湿，没有给她换衣服。

3. 中午回到舅舅家，天热，老人开了空调，萱萱打了好几个喷嚏，还嫌热，不肯穿衣服。

4. 回家的路上，萱萱睡着了，车上开有空调；回到家后，天气变凉，家里窗户都开着，没有开空调，萱萱醒了，于是给萱萱洗澡，看到萱萱精神不好，才发现她发热了。

5. 萱萱发热后不吃东西，每天晚上必喝的奶也很抗拒。

处理措施：1. 用温水给萱萱泡澡 10 分钟，然后给她穿上纯棉的睡衣。

2. 给萱萱的额头贴退热贴。

3. 每隔 2 分钟给萱萱喂一次水，每次喝 2~3 勺。

4. 没有服用药物。

5. 物理降温半个小时后测体温，37.8℃。

萱萱妈妈记的生病日记虽然看起来零散，但根据她的日记，再结合萱萱的症状，我很快就找到了萱萱发热的原因：出汗后进入空调房，一热一冷使毛孔打开后迅速收缩，热量散发不出去，使体温升高；喝水少，吃热量高的零食，造成喉咙发炎。

给宝宝记生病日记，不需要多复杂，只需像萱萱妈妈一样，列好几点，每次宝宝生病的时候往里填内容就可以了。

别轻易给宝宝输液

宝宝生病后，很多父母心疼宝宝，想让宝宝尽快康复，常会提出输液的要求。经过检查后，如果确定宝宝的病情用口服药物就能治疗，我都会解释说输液没有必要，吃药就可以了。现在很多人都觉得输液好得快，效果好。其实，滥用输液反而对身体不好，建议宝宝、大人生病的时候，能不输液就不要输液。

输液的 5 大负面影响

输液将药物直接送进血液里，药效比口服药物、普通打针要快，所以看起来输液治病效果好。但是，伴随而来的不良反应也更快显现。

引起过敏

宝宝身体的抗过敏系统功能尚未发育成熟，所以在输液的时候容易引起过敏反应，出现头晕、恶心、皮肤红肿等不适症状。

药物不良反应强烈

"是药三分毒"，不论是什么药物，都有可能使身体产生不良反应。口服药物时，经过肠胃消化、肝脏排毒等，能减轻药物的不良反应。而输液是直接将药物输入血液中，未经身体的消化吸收，更容易出现不良反应，而且来得又快又猛。

容易引发意外

输液短则 40 分钟，长则可能两三个小时。在输液期间，人是不能动的，因为动了有可能会使针头移位。但宝宝通常好动，很难长时间保持固定姿势，所以宝宝在输液的过程中特别容易出现跑针等意外情况。

有的宝宝在输液的过程中，有可能对调节点滴的开关产生兴趣，就自己动手"调节"，使点滴速度加快。液体主要成分是水，额外的水被快速注入血管，会增加心肾负担。

产生输液依赖

宝宝生病输液后，会比其他宝宝容易生病，而且再生病时吃药就很难好，基本都需要输液。这是因为输液直接将入侵身体的细菌"消灭"，宝宝身体没有形成抗体。另外，过度输液会让一些病菌产生耐药性，当宝宝因为这些病菌而生病时，吃药和打针就比较难好，这时父母又会要求输液，形成依赖。

安全隐患高

如果药液在生产或储藏的过程中被污染，或者没有使用一次性针头，或者针刺部位的皮肤没有做好消毒工作，都有可能让病菌进入身体里，轻则引起局部发炎，重则会使病菌随着血液扩散至全身，引起败血症等更为严重的后果。

什么情况需要输液

当宝宝患化脓性扁桃体炎、中耳炎、肺炎、脑膜炎、猩红热、阑尾炎等严重的细菌感染疾病时，需要及时输液。

宝宝患有肠胃疾病，发生严重的腹泻和呕吐，又吃不进去东西，为了避免脱水，需要输液。

宝宝哮喘发作情况比较紧急时，可能需要立即向身体中输入平喘药。

一些发病比较急的疾病如喉炎，需要尽快向身体内输送抗生素或激素类药物，以控制病情。

当宝宝出现严重的皮肤过敏时，需要通过输液向身体内输送抗生素或激素，以缓解症状。

当宝宝出现高热惊厥、昏迷或者碰伤比较严重已经无法吃药的情况时，需要尽快输液。

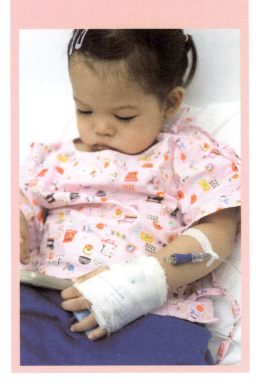

这些情况一般不用输液

宝宝如果患有病毒性感冒、细菌性感冒，一般只要按时吃药、多喝水、多休息、随时监测体温即可。

宝宝患有上呼吸道感染（即普通感冒），病程在3天以内，体温低于38℃，而且精神状态不错，一般不用输液，按照医嘱吃药、喝水、休息好，通常过几天就能痊愈。

小儿腹泻轻度脱水时，如果宝宝可以通过口服药物补充水分，则不需要输液。如果宝宝的肠胃功能不适，吃药后呕吐，则需要输液。

如果宝宝患有毛细支气管炎，程度比较轻，只有一些咳嗽和低热，只要能按时吃药，就不需要输液。

如果宝宝患有手足口病或疱疹性咽峡炎，只要不发热，宝宝的精神好，能按时吃药，就不需要输液。

贴心·提示

一般来说如果宝宝的肠胃功能正常，口服药物是第一选择，只有宝宝出现吞咽困难、严重吸收障碍，或者是非常紧急的急性病等情况时才选择输液。

宝宝生病，不能只靠药物

涵涵家跟我们住在同一个小区，涵涵今年5岁，是一个很皮实的宝宝。一次，涵涵妈妈匆匆忙忙抱着涵涵到我们医院找我开药。检查之后，我发现涵涵精神不错，只是流鼻涕，有一点咳嗽，并没有发热的症状，就交代涵涵妈妈回去多给涵涵喝白开水就可以了，不需要吃药。

一些情况能不吃药就不吃

在宝宝的成长过程中，免不了发热、感冒。不少爸爸妈妈像涵涵妈妈一样，一看到宝宝不舒服，就火急火燎地带宝宝看医生或者让宝宝吃药。"是药三分毒"，宝宝生病不能只靠药物，一些症状较轻的疾病只要处理好，就不需要去看医生。比如下列情况爸爸妈妈在家就能处理：

宝宝感冒了，有点小咳嗽或流鼻涕，只要不发热，就不用担心，让宝宝多喝水，饮食清淡，注意休息，适当增减衣服，一般4~5天就能自行痊愈。

普通的发热，一般只要宝宝的体温不超过38.5℃，多喝水，给宝宝进行擦浴、冷敷或贴退热贴，基本上就能让体温降下来。

宝宝一生病就用药，小心药物依赖

宝宝生病，很多父母总是特别着急，马上就用药，上午用了就要上午管用。宝宝生病是增强抵抗力的一个机会，当你给宝宝采取药物治疗时，虽然能较快地将病菌消灭，但同时你也是在毁坏宝宝的抵抗力。因为宝宝的身体跟病菌"斗争"的过程被药物中断，就难以形成对这种病菌的"防御系统"，抵抗力也就得不到提高。而且用药时，也让病菌在与药物的"抗争"中变得越来越顽强，当宝宝再次感染这种病菌时，则可能需要增加剂量才能使药物生效，这样极易伤害到宝宝的身体。

当宝宝长湿疹时，很多爸爸妈妈会急切地为宝宝抹激素类软膏，抹了几次之后，宝宝湿疹的部位的确能恢复正常，变得光光溜溜的。但是，之后宝宝再长湿疹，爸爸妈妈会发现药效并没有开始那么好，而且一旦停药，湿疹症状会更加严重，这是因为宝宝对激素产生了依赖。因此，给宝宝使用激素或抗生素等容易形成依赖性的药物时，一定要在医生的指导下使用。

走出给宝宝选药、用药的误区

现在很多家庭都有医药箱，会准备一些常用的药品。宝宝一感冒发热，不少爸爸妈妈就盲目地给宝宝吃消炎药。这里我列了给宝宝选药、用药的注意事项，希望能帮助爸爸妈妈们走出给宝宝选药、用药的误区。

宝宝用药要选"儿童版"

在药店，你可能发现治疗同一疾病的药物有多种，不知道如何给宝宝选择。其实，不少药都分有成人药和儿童药，选药时应选择针对相应疾病的儿童药，并严格按照说明书上的提示使用。有些药物没有儿童专用剂型，用量及用法要咨询医生。

不要盲目用药

以感冒为例，大多数感冒是由病毒引起的，需要对症治疗，盲目使用抗生素不仅对治病没有作用，还会诱发耐药性，损害人体器官。宝宝生病了，爸爸妈妈不知道具体的病因，要及时到医院检查，按照医生的指导正确用药，不要根据大人生病时服药的经验盲目给宝宝用药。

能用一种药就不用两种

多种药物一起吃，很容易出现某种药物成分叠加、过量的问题，因此给宝宝用药，能用一种药就不用两种，最好不要超过三种。如果给宝宝吃的药物超过两种，则要在医生的指导下服用。

别用牛奶果汁送服

宝宝不吃药，有些爸爸妈妈就想出用牛奶、果汁送服的方法，或者是将药物放在糖里哄宝宝吃，或者跟宝宝许诺"吃完药就给你吃棒棒糖"。大部分药物不建议用牛奶、果汁等饮品送服，以免影响药效或出现其他难以预测的后果。另外，某些药物与糖一起吃，也会影响药效。因此，爸爸妈妈给宝宝吃药，尽量用温开水送服，或者根据医生的指导、药品说明书服用。

注意宝宝的药物过敏史

如果宝宝以前服用过某种药物，且发生了过敏反应，再次服用很可能过敏，这时应及时咨询医生，选用合适的药物。

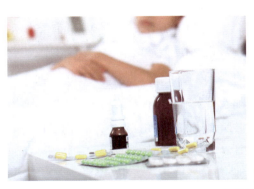

给宝宝吃药前一定要看药物说明书

门诊故事

3岁的晓玲有一天晚上发热到39℃，家里离医院有些远，晓玲的爸爸想先给晓玲吃退热药，把温度降下来再去医院。家里的药箱有两盒退热药，一盒泰诺林（对乙酰氨基酚混悬滴剂），一盒百服咛（对乙酰氨基酚口服溶液），两盒药名称里都有"对乙酰氨基酚"，他以为是同一种药，就随便拿了百服咛，按照说明书上的用量，给晓玲吃了药，然后带晓玲去医院看医生。回到家照顾晓玲睡下后，晓玲爸爸看到床边两盒退热药，一时兴起就拿起来进行对比，结果发现两盒药的用药量竟然不同，这让他惊出了一身冷汗："还好，每次给宝宝吃药都有照着说明书吃的习惯，如果按照经验来，麻烦就大了！"

很多父母给宝宝用药时常会根据以往的经验来定药量，而忽略了说明书。殊不知，说明书的内容是保证宝宝用药安全的重要资料。爸爸妈妈给宝宝用药之前一定要看药物说明书，特别要注意以下几个方面。

注意药物的使用量

不少药物虽然生产厂家相同，名称相近，但在用量上却不一样。以晓玲家备有的泰诺林和百服咛为例，药物的主要成分都差不多，但两种药的用量却不同，如果按照以往的经验用药，很容易出现用药不足或用药过量的情况。用药不足，疾病就不容易痊愈；用药过量，容易导致药物中毒，轻则体温下降过快，身体发冷，重则可导致呕吐、腹泻、胸闷等症。

父母在阅读说明书时，还要注意说明书中的药品单位。很多药品没有儿童剂型，需要根据宝宝的体重、年龄等进行换算。例如某种消炎药，每片0.5克，儿童服用需要按照体重一次12.5毫克/千克，一天服用1次，如果宝宝体重是20千克，则需要服用0.5片，一天1次。由于宝宝的病情发展较为迅速，建议给宝宝用药前咨询医生，不要自行加减药量。

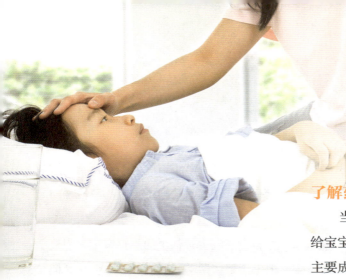

注意服药的时间

有些药物最好在特定的时间服用，比如抗过敏药物应在睡前服用，如果不阅读说明书，白天服药就易引起宝宝嗜睡的症状；有些药物需要空腹服用，通常饭前 1~2 小时和饭后 2~3 小时都属于空腹，宜在这时服用；而有的药物需要饭后 30 分钟再服用；有些药物服用的间隔时间是 4~6 个小时，而有的药物是一天服用 3 次，即两次服药间隔时间为 8 个小时。

贴心·提示

药品说明书上常常写着一日 3 次或者一日 2 次等说明，有的爸爸妈妈以为是早、中、晚或早、晚各吃 1 次。这种吃法是错误的。正确的吃法应该是：一日 3 次，表示服药的时间是每间隔 8 个小时吃 1 次，可以在早上 8 点、下午 4 点、夜间 12 点各给宝宝吃 1 次；一日 2 次，则是每隔 12 个小时吃 1 次，可以早上 8 点、晚上 8 点各吃 1 次。

了解药物成分

当宝宝感冒发热时，很多爸爸妈妈会给宝宝同时喂感冒药和退热药。退热药的主要成分为布洛芬、对乙酰氨基酚等，很多感冒药也含有这些成分。如果宝宝感冒发热，爸爸妈妈同时给宝宝吃感冒药和退热药，很容易造成某些药物成分叠加，出现用药过量。因此，当宝宝需要同时服两种或两种以上药物时，爸爸妈妈一定要了解药物成分，咨询医生，避免用药过量。

了解药物的不良反应

有些药物服用后有可能出现腹泻等不良反应，如果爸爸妈妈给宝宝用药之前没有阅读药品说明书，会以为是宝宝拉肚子了，擅自给宝宝服用止泻药，这样很容易引起其他问题。

注意药物的禁忌

在给宝宝用药之前，一定要仔细阅读说明书中的"禁忌说明"，看宝宝是否存在药物过敏、年龄是否适合等，以保证用药安全。比如尼美舒利颗粒禁止 12 岁以下儿童服用；泰诺林说明书中有"1 岁以下儿童应在医师指导下使用"、"对阿司匹林过敏者慎用"等。

让宝宝顺当地吃药

我在门诊时，常有爸爸妈妈不管宝宝的病是轻是重都要求输液。大多数爸爸妈妈是因为希望宝宝能赶快好起来而要求输液，不过有的爸爸妈妈选择给宝宝输液，是因为给宝宝喂药太困难了。

有的爸爸妈妈遇到宝宝不吃药，就会很生气，责骂宝宝，甚至动手打宝宝，强迫宝宝把药吃下去。宝宝当时勉强把药吃下去，但由于情绪激动、哭闹，过一会儿又把药吐出来了，再喂药就喂不进去了。

怎么才能让宝宝把药顺当地吃下呢？我在当妈妈不久后，也有同样的困惑。儿科医生也不是天生的育儿高手，也是在育儿过程中慢慢成长起来的。

在这里，我将这些年积累的一些给宝宝顺畅喂药的好方法与父母们分享一下。

新生儿这样喂药

1 用奶瓶喂：1 个月以内的新生儿味觉反射发育尚未成熟，对药物不良味道刺激不敏感，可以把药研成粉末放入干净的碗里，在碗里放入温开水，搅拌均匀倒入奶瓶中（放药前要把奶瓶清洗干净），用

乳胶奶头来喂药，大多数新生儿都可以把药吃进去。

2 用买药时附带的滴药塑料滴管喂药：将溶解好的药液吸入滴管，把管口放在宝宝口中慢慢滴药。滴药时，要根据宝宝吞咽的情况，速度不能太快，如果发生咳嗽应停止喂药，把宝宝抱起轻轻拍背，防止药液呛入气管。

另外，不要把药和奶一起喂，这样既会影响宝宝食欲又会影响药物疗效。

如果医生没有特殊嘱咐，一般在宝宝吃奶前喂药比较好，因喂药容易引起宝宝哭闹、呕吐，吃奶后喂药宝宝容易把刚吃的奶吐出来。

婴幼儿这样喂药

婴幼儿嗅觉和味觉都很灵敏，很容易把又苦又难闻的药物从其他食物中辨认出来。喂药时，最好先耐心说服哄劝，可准备一些糕点等，宝宝服了药，就马上表扬和鼓励，尽量消除宝宝对服药的恐惧心理。

遇到特别不合作的小孩或是药味过苦的时候，建议采取以下几种方法。

对于可与食物同服的药物可采用"果酱夹心"的方法，小勺里放点果酱，把碾碎的药倒在上面，再加一层果酱给宝宝吃。或者把药放到宝宝喜欢吃的东西里，比如面包等，诱导他自己吃。

液体药品可以用喂药器，使用时先用量筒测量药量，然后放进管筒内，把喂药部位轻轻地放进宝宝的嘴里，用推送把手或挤或按把药液送到宝宝嘴里，注意推送不要太快，以免呛到宝宝。

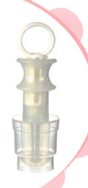

丸剂、片剂药物可研成粉状，再用温水调成稀糊状。然后将宝宝抱起，半躺在大人身上，头部抬高，将手脚固定好，用拇指和食指紧按小儿的两颊，使上下颌分开，再将盛有药液的汤匙，放在上下牙之间、舌头上面，直到将药液咽下为止。喂完药后应将宝宝竖直抱起来，并轻拍其背部，促使胃内的空气排出，以防药液吐出。

服用胶囊药时，让宝宝先含一口水，再将胶囊药放入口中，低头吞药。胶囊药比水轻，可以轻易进到咽喉里。

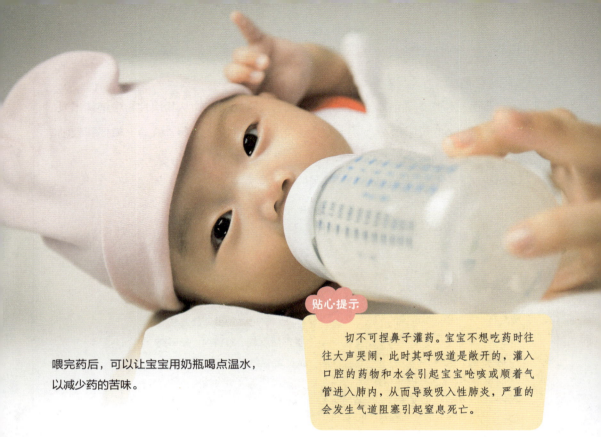

喂完药后，可以让宝宝用奶瓶喝点温水，以减少药的苦味。

贴心·提示

切不可捏鼻子灌药。宝宝不想吃药时往往大声哭闹，此时其呼吸道是敞开的，灌入口腔的药物和水会引起宝宝呛咳或顺着气管进入肺内，从而导致吸入性肺炎，严重的会发生气道阻塞引起窒息死亡。

父母应该知道的服药细节

4 岁以内的宝宝尽量不直接给药丸和药片，应研成药末，加水调成稀汁后让宝宝服下。吞药片最好在宝宝 4 岁以后再慢慢练习。

喂药前不要喝太多水，有的宝宝容易呕吐，降低药效。喂药后可给少许酸味果汁，并轻拍小宝宝的背部，让药顺利进入胃部。

服用止咳药水后不宜喝水，喝水会降低止咳药的疗效。如果同时服多种药物，止咳药水要最后服。

对胃黏膜有刺激的药物，如阿司匹林、红霉素等，应饭后服，以免影响宝宝的食欲。

保护胃肠黏膜、助消化和健胃药，如思密达、多酶片、消化合剂等，应饭前服。

磺胺类药和退热药，服药后应多喝水。

对牙齿有腐蚀作用和使牙齿染色的药物，如硫酸亚铁，要用吸管吸入，避免和牙齿接触，服药后要漱口。小婴儿不会用吸管，应在喂药后立即喂些白开水。

真病假病巧分辨

如果宝宝生病了，带他看医生是很有必要的。可有的时候，生病了不用上学，可以吃到美味食物，还能跟妈妈提一些平时可能不被允许的要求，或者情绪低落、在学校里有不开心的事情，都有可能让宝宝"装病"。那么，爸爸妈妈怎么判断宝宝是否真病了呢？三个步骤，帮你练就"火眼金睛"。

第1步
量体温

人体正常的体温为 36~37.2℃，如果宝宝发热，体温超过 37.2℃，就要根据具体情况进行物理降温或及时就医。

第2步
察病情

如果宝宝感冒，通常会出现打喷嚏、流鼻涕、咳嗽等症状；宝宝说嗓子不舒服，爸爸妈妈就要检查宝宝的扁桃腺，如果宝宝的扁桃腺像烂了的草莓，说明扁桃腺发炎了，需要去看医生。

第3步
看精神

生病的宝宝精神通常比较萎靡，对平时喜欢玩的玩具不感兴趣，而且变得特别黏人，这些都需要引起父母的注意；如果宝宝刚才还咳嗽得厉害，看起来很痛苦，但一看电视就目不转睛，兴趣十足，或是玩玩具时表现很兴奋，十有八九是装病。

如果宝宝还不会说话，怎么判断是否病了

对还不会说话的小宝宝，爸爸妈妈要更有耐心，当他出现以下情况时，多半是生病了，爸爸妈妈要引起重视。

烦躁不安，爱哭闹；有的小宝宝不舒服时看起来精神不好，或者突然变得很安静。

脸色潮红或苍白，前额发冷或发热，体温升高。

胃口变差，给他平时爱吃的东西或爱喝的奶也没有兴趣。

大便的次数、形状发生改变，如大便增多，出现稀水样，说明是腹泻了；大便减少，变得干硬，有可能是上火了。

小便的量减少，发黄，有可能是上火或发热了；小便的量变多，有可能是喝水多，也有可能是尿道感染了。

打喷嚏，流鼻涕，或者鼻子呼噜作响。

睡觉不安稳。

如果宝宝真的病了，爸爸妈妈要及时采取措施，必要时带宝宝看医生。

在医院里如何保护好宝宝

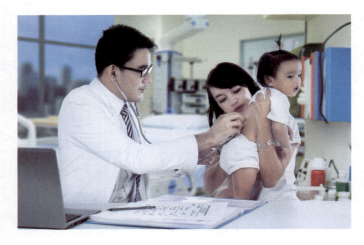

在医生给宝宝检查时，家长要注意配合，做好监测，有异常及时告诉医生。

很多爸爸妈妈以为宝宝生病时将他带到医院让医生检查、治疗，这样就万事大吉了。其实不然，医院是看病治病的地方，同时也是病菌聚集的地方，爸爸妈妈要保护好宝宝。

减少在候诊大厅的时间

天气突然变化，或者季节交替，来医院就诊的宝宝特别多，再加上空气流通不是很好，会使得各种病菌集聚在一起，很容易交叉感染。建议带宝宝看病时，最好是两个大人同行，爸爸可以在候诊大厅里排队，等医生护士叫号，妈妈带宝宝到人比较少的地方如医院里的花园等候，随时手机联系就可以了。

看好宝宝，不乱走乱摸

有些好奇心比较重的宝宝，来到医院觉得很新奇，这里摸摸，那里碰碰，有时再吸吸手指头，很容易"病从口入"。来到医院后，爸爸妈妈要照看好宝宝，告诉他不要乱摸、乱碰，避免感染。如果宝宝在医院里碰了垃圾或被针头之类的东西刺破手指，一定要及时告诉医生，并做相应处理。

注意时刻监测宝宝的情况

因为医院里就诊的人多，医护人员不可能一直围着一个宝宝转，这就需要爸爸妈妈时刻监测宝宝的情况，如果宝宝出现异常，就要立即叫医护人员。比如做青霉素皮试时，如果宝宝出现过敏，手上、身上出疹子，一定要马上叫医生处理；宝宝在输液的时候，要注意观察是否出现脱针等现象，一定要早发现早处理。

宝宝需要住院时要打好"预防针"

对于宝宝来说，住院是件可怕的事情。如果宝宝已经 2 岁了，爸爸妈妈需要跟宝宝解释清楚："宝宝你不舒服，需要住院，医生会帮助你，让你快点好起来。"也可以鼓励宝宝："医院里有很多小朋友，很好玩，他们都很勇敢。"让宝宝有住院的心理准备，避免宝宝因为住院不能回家而哭闹。

如果宝宝年龄小，无法了解住院的意义，爸爸妈妈要尽量陪在身边，避免让宝宝不熟悉的人来照顾他。当需要检查，爸爸妈妈不能陪同时，爸爸妈妈也要跟他解释："护士阿姨带你到里面检查，很快就好，爸爸妈妈就在门口等你。"也可以告诉宝宝，里面有一些平时看不到的东西，勾起他的好奇心，能在一定程度上缓解宝宝因为暂时与爸爸妈妈分离的焦虑。

贴心·提示

如果白天带宝宝看病，普通小病和常见病建议去离家近的医院即可，如果病情严重或者诊断不明确，则需要到大医院、专科医院治疗。夜间急诊则必须了解哪些医院晚上有儿科值班医生，去专科医院或者大医院比较保险，一些医院虽然有儿科，但晚上不一定有儿科医生值夜班。

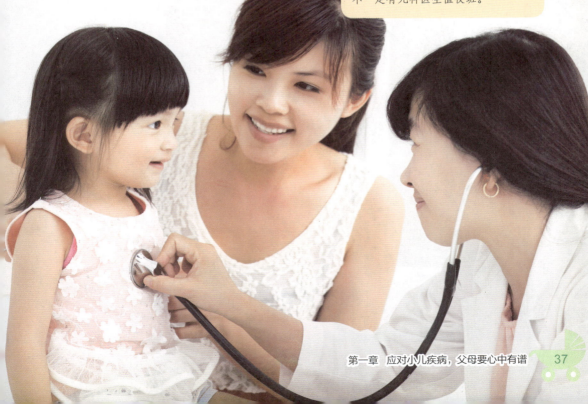

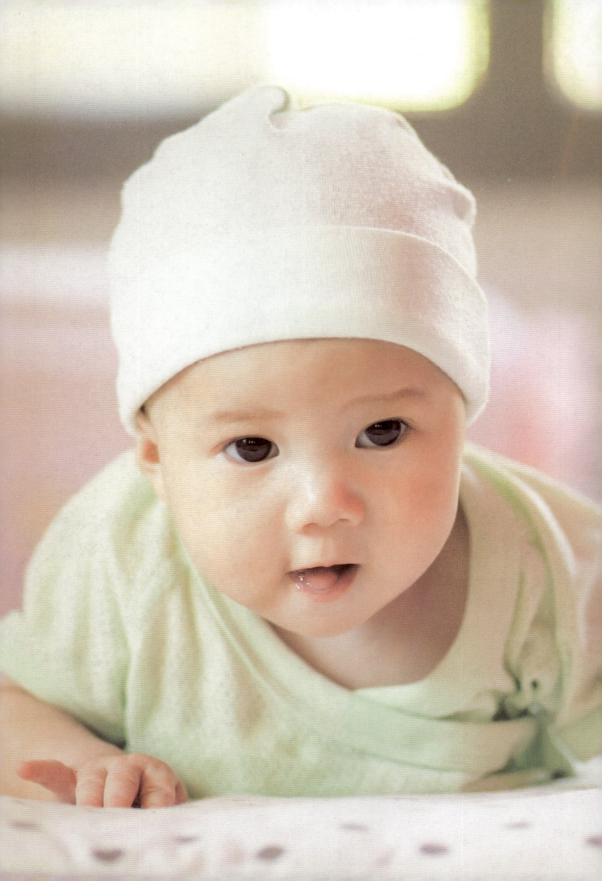

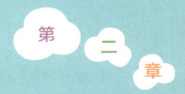

第 二 章

儿科医生妈妈的
小·儿疾病预防攻略

　　预防疾病，说起来容易做起来难，尤其是免疫力低的宝宝。如何才能提高宝宝的抗病能力，让宝宝远离疾病呢？本章根据宝宝的生理特点，结合我多年的育儿、门诊经验，列出了有助于提高宝宝免疫力的方法，希望能帮助宝宝们构筑"铜墙铁壁"，将疾病拒之于千里之外。

宝宝的三个生理特点不能忽视

在养育宝宝的过程中，爸爸妈妈会发现宝宝"一天一个样儿"，即宝宝一直处于生长发育的过程，无论是心理还是生理方面都与大人不同，尤其是生理方面，掌握好宝宝的生理特点，对于保证宝宝的健康、科学照顾宝宝是大有裨益的。

身体娇嫩

身体娇嫩指宝宝的机体方方面面还没有发育成熟。例如：

1. 皮肤薄，容易受损。婴幼儿的皮肤比较薄，缺乏弹性，容易摩擦损伤。

2. 内脏器官娇弱。宝宝的身体还处在发育阶段，心血管系统、消化系统、呼吸系统都比较娇弱，如果受到不良刺激，就容易引起疾病。

3. 体温调节能力差。宝宝越小，汗腺和血液循环系统的发育就越不完善，难以有效地控制体温，容易产生热痱，或者出现体温忽然升高或降低的情况。

免疫力低

跟大人相比，宝宝的身体发育不够完善，免疫力也低，容易感染病菌而导致疾病。尤其是婴幼儿时期，特别容易发生呼吸道和消化道感染，最常见的疾病就是感冒、发热、咳嗽、腹泻等。一些身体素质较差的婴幼儿，患上感冒后，如果得不到及时的治疗和正确护理，容易转为肺炎。

一般宝宝到了5~6岁，免疫力通常比婴幼儿时期增强一些，能抵抗一些较轻的疾病。

生长发育迅速

宝宝处于迅速生长发育阶段，因此比大人需要更多的营养和水分。如果宝宝营养不足，喝水少，就会影响到免疫力和身体的发育，最直接的表现就是容易生病。宝宝生病通常病情发展迅速，但得到及时、正确的治疗和护理后，疾病痊愈的速度也快。

贴心提示

宝宝的身体素质受遗传、年龄、性别、生活环境、养育方式等多种因素影响，因而会存在个体差异。不论是对健康状况的评价，还是对疾病的诊断，爸爸妈妈都不宜用单一的标准进行衡量，要结合具体情况进行分析。宝宝稍微胖点或者比较瘦，只要精神好，生病少，思维敏捷，具有活力，表明宝宝身体较为健康，爸爸妈妈不用过于担心。

母乳是增强宝宝免疫力的首选

当了妈妈以后，我一直坚持母乳喂养，即使休完产假上班，仍然保证宝宝早、晚能吃到母乳，其他时间则用奶粉或者留存的母乳代替，到宝宝差不多1岁的时候才断奶。因为母乳营养丰富，无论是从营养素的数量上，还是在构成比例上，都非常适合宝宝生长发育的需要；而且母乳不仅喂养方便，可以随时随地给宝宝喂奶；又清洁卫生，无污染，始终是新鲜的，不存在变质的风险。

母乳主要成分表

主要成分	功效分析
蛋白质	母乳中的蛋白质主要是乳白蛋白和酪蛋白，容易消化吸收，预防腹泻
脂肪	母乳中的脂肪多为不饱和脂肪酸，有利于宝宝大脑和神经的发育，容易消化吸收，宝宝吃了不容易发胖
乳糖	可促进宝宝肠道生成乳酸杆菌，抑制大肠杆菌的繁殖，有效预防腹泻
维生素	配方奶粉中的维生素含量较少，而母乳含有丰富的维生素，可促进宝宝牙齿、骨骼、大脑等的正常发育，还能有效预防夜盲症，提高免疫力
矿物质	母乳中含有丰富的钙、铁、锌、碘等矿物质，可帮助宝宝强健骨骼、促进身体发育，保护视力，还有利于宝宝的大脑发育，提高免疫力
牛磺酸	有助于增强宝宝的免疫力，促进大脑发育

母乳中还有一种特别重要的东西——免疫因子，对增强宝宝免疫力、抵抗疾病、避免过敏反应、预防呼吸道疾病等都有好处。研究发现，采用母乳喂养的宝宝免疫力相对要高一些，患病的概率要比采用其他喂养方式的宝宝低很多。所以，如果妈妈的身体、时间等条件允许，一定要坚持母乳喂养，即使只是坚持最初的几个月，也能给宝宝带来较长时间的免疫保护。

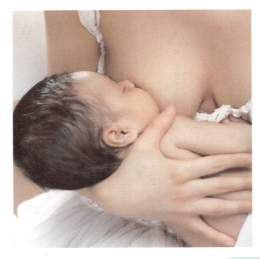

遵循辅食添加原则，让宝宝少生病、身体棒

一对小夫妻抱着小宝宝风风火火地闯进门诊，很急切地说："医生，您帮忙看看，我们家宝宝拉肚子了。"询问后，我得知小宝宝才 3 个月大，宝宝妈妈中午吃饭喝猪蹄汤的时候，"顺便"给宝宝喂了几口。很明显，是因为过早添加辅食，小宝宝的肠胃不消化造成的腹泻。小宝宝腹泻的情况并不严重，我嘱咐他们这两天多给小宝宝喝温水，只给宝宝喂母乳或配方奶粉就可以了。

很多爸爸妈妈怕宝宝吃母乳或配方奶营养不够，于是早早地添加辅食，或者是添加的辅食品种不对，就很容易伤害到宝宝的肠胃，导致腹泻、呕吐、便秘等不适。那么，怎样给宝宝添加辅食才正确呢？

添加辅食的时间要对

世界卫生组织建议宝宝 6 个月以前应该纯母乳喂养，从 6 个月到 2 周岁为添加辅食的时间。所以，宝宝 6 个月时要开始添加辅食。

给宝宝添加辅食前，爸爸妈妈需要对宝宝的身体状况及接受能力进行评估，再决定是否开始添加辅食。评估主要包括以下内容。

1 宝宝的肠胃、肾脏发育情况，如对母乳或配方奶粉的消化吸收是否良好，是否有便秘、腹泻、过敏、经常吐奶等情况发生，排尿的次数是否正常等。

2 宝宝的吞咽能力，如是否会用舌头压住奶嘴。

3 对大人吃饭的反应，如出现吞咽、流口水等动作。

4 宝宝的营养状况，如果宝宝近期体重增长缓慢，且没有疾病因素的困扰，说明需要添加辅食了。

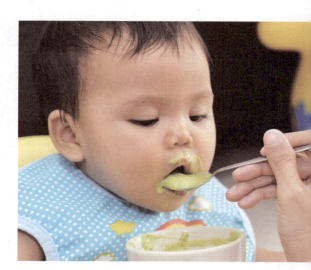

1 岁以内宝宝的食物以奶为主

母乳或配方奶粉是 1 岁以内宝宝的最佳食品，不要因为添加辅食而影响母乳或配方奶粉的喂养。即使宝宝很喜欢辅食，也不能让辅食"喧宾夺主"，而是要根据宝宝每日的奶量及生长情况来确定辅食的搭配。

宝宝 6 个月到 1 岁每天喝奶量为 600~800 毫升，1 岁到 1 岁半时喝奶量不少于 400~600 毫升。以上是宝宝添加辅食后每日喝奶量，具体要根据宝宝的食量和生长发育情况进行调节。比如有的宝宝吃得少，奶量就要相应减少一些；有的宝宝吃得多，如果他吃不饱，就要多喂一些。只要宝宝体重增长在正常范围内，则说明奶量足够。

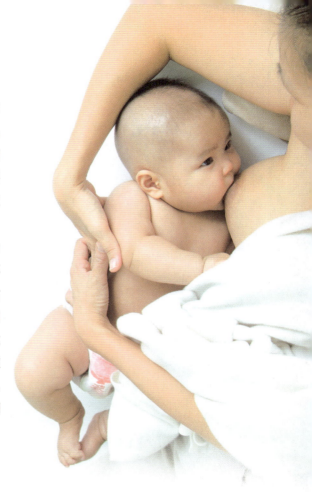

辅食添加的 5 大原则

1 辅食添加要循序渐进：给宝宝添加辅食，应该遵循由稀到稠、由少到多、由细到粗、由单一到混合的顺序。

各种辅食添加月份参考

月龄	辅食添加
6 个月	尝试添加米粉、菜汤（去掉菜，只有汤）、苹果水等
7~8 个月	添加稠粥、烂面条、南瓜糊、香蕉泥、苹果泥等；从第 8 个月开始，尝试添加蛋黄，从 1/4 个蛋黄开始，然后半个蛋黄，再过渡到整个蛋黄
9~12 个月	在之前的基础上，添加蔬菜、肉泥、肝泥、鱼肉碎、面包等，可给宝宝胡萝卜条、苹果条之类的固体食物
12~18 个月	辅食添加与 1 岁左右差不多，可根据宝宝的咀嚼能力适当增加食物的硬度或调整食物的大小
18~24 个月	食物种类与成人相似，但味道要相对清淡，要软一些

2 **每次只添加一种食物：**刚开始给宝宝添加辅食时，最好每次只给他喂一种食物，一天喂1次，连续喂2~3天，然后留心观察宝宝的皮肤、大便等是否正常。如果宝宝接受良好，那么这种食物进食一周后，可以再添加另一种新食物。如果宝宝出现皮肤过敏、呕吐、腹泻等情况，要暂停喂养，一周后再尝试添加，若出现同样的问题，说明宝宝暂时不适合吃这种食物，需要暂停喂这种食物至少3个月，以免引起过敏。

3 **不要过早添加固体食物：**一般宝宝5个月后开始萌出牙齿，一些爸爸妈妈就以为可以添加块状固体辅食了。虽然五六个月的宝宝开始长牙了，但他的咀嚼能力并没有发育好，这时给他块状固体食物，宝宝不能咀嚼吃进肚子里，容易对这种食物产生厌恶心理，而且宝宝吞咽时很容易卡在喉咙里，引发哮喘、咳嗽、窒息等危险后果。因此，给宝宝添加的辅食的硬度，应根据宝宝的月龄和身体发育状况来定，一般建议在10个月左右添加固体食物。

4 **添加辅食要有计划性：**给宝宝喂辅食的时间宜安排在喂母乳或配方奶之前，先喂辅食后喂奶，一次喂饱，一天两次。这样可以避免少量多餐的问题，可以很好地保护宝宝的肠胃，还有助于让宝宝形成规律的饮食习惯。

喂辅食要有计划性，不能想起来就喂点，想不起来就不喂了，这样不利于宝宝饮食习惯的养成。也不要在两次奶之间添加，因为两次奶之间，宝宝还不饿，对辅食的兴趣不大，如果吃了辅食，就会影响到吃奶。

5 **吃多了不限制，吃少了不强迫：**宝宝吃多少辅食应该由宝宝自己来决定。如果宝宝每次都将妈妈准备的辅食吃完，可以考虑逐渐给宝宝增加奶量或辅食的量。如果宝宝只是吃一两口，妈妈也不用担心，更不要强迫、哄骗宝宝进食。

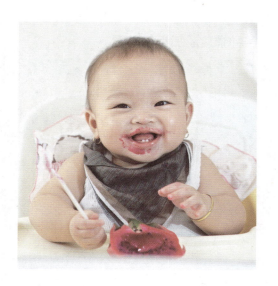

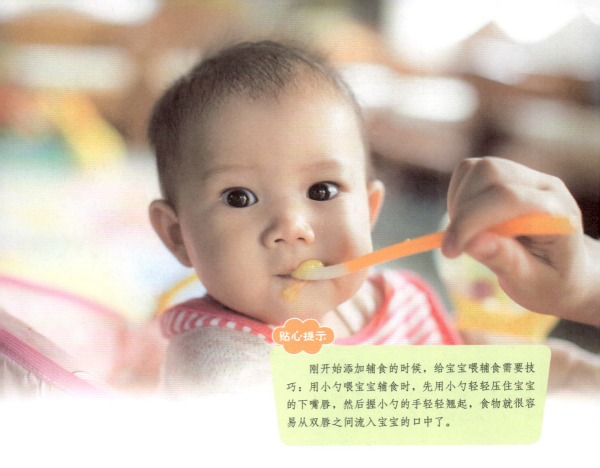

贴心·提示

刚开始添加辅食的时候，给宝宝喂辅食需要技巧：用小勺喂宝宝辅食时，先用小勺轻轻压住宝宝的下嘴唇，然后握小勺的手轻轻翘起，食物就很容易从双唇之间流入宝宝的口中了。

给宝宝添加辅食的注意事项

宝宝的辅食要尽量清淡，让宝宝多接触各种食物的味道。切忌过咸，因为宝宝的肾脏功能还没有发育完善，食物过咸会增加肾脏负担，也容易让宝宝习惯重口味。

宝宝1岁之内，不宜给宝宝添加蜂蜜、海鲜、花生、松子等食物，在食物中也不宜添加糖、味精等调味品。

给宝宝喂饭或者与宝宝同桌吃饭时，爸爸妈妈要营造专一吃饭的氛围，避免边吃边玩或边吃边看电视。也不要为了让宝宝能在椅子上待着，就给他玩具玩。

不要将自己咀嚼过的食物喂宝宝，因为大人的口腔中残留一些细菌、病毒，宝宝抵抗力比较差，当吃大人咀嚼过的食物时，很可能被食物上所附带的细菌感染，从而引发疾病。而且被咀嚼过的食物营养成分和香味已经流失了一大部分，也会影响到宝宝的食欲和营养吸收。

给宝宝喂辅食时，难免会有食物从宝宝嘴里流出，所以妈妈要准备一个围嘴，防止宝宝弄脏衣物。宝宝10个月左右的时候，会伸手抢夺妈妈手中的勺子想自己吃，把食物弄得到处都是，妈妈可以多准备一个勺子，一面让宝宝自己吃，一面喂他，同时还要给予宝宝最大的耐心。

合理补充微量元素，增强宝宝的抵抗力

有的父母不太关心宝宝是否缺乏微量元素，不乐意做微量元素检查。也有的妈妈不管宝宝是否缺乏，从很小开始就给宝宝补钙、补锌、补 DHA 等各种微量元素。那么，到底要不要给宝宝做微量元素检查呢？如果宝宝缺少微量元素，应该如何补呢？

宝宝半岁以后需要重视微量元素检查

微量元素不仅是宝宝生长发育不可缺少的物质，而且还会影响宝宝的抗病能力，例如宝宝如果铁摄入不足，容易引起缺铁性贫血，出现食欲不振、头晕等不适症状。因此微量元素的检查很有必要。

6 个月以内的宝宝以母乳为主食，可以确保各种微量元素的摄入，通常不用做检测。从第 6 个月开始，大部分宝宝开始

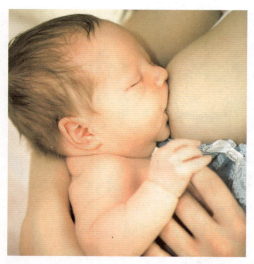
母乳喂养的宝宝，6 个月内不用做微量元素检查。

添加辅食，可能会出现添加不及时或不足的情况，这时医生会通过询问爸爸妈妈喂养的情况，结合宝宝的身体表现，决定是否做微量元素检查。对于大一些的宝宝，医生会根据是否挑食、偏食，是否容易生病或某一病症反复发作，是否存在先天不足等情况，决定是否需要检查。

检测结果只是一种参考

微量元素检测主要有采集微量血液化验及骨密度检测等检测方式，检测结果只是作为参考，而不是唯一的标准，必须结合宝宝的身体状况以及症状才能做出定论。例如有的宝宝明明出现了枕秃、烦躁不安、盗汗等缺钙症状，但微量元素检查结果却很有可能在正常范围。这是因为微量元素在人体含量本身极少，仅仅靠几滴血液做检测，结果很容易不稳定。

常见的微量元素缺乏及进补方案

宝宝如果缺少微量元素，会在身体上有最"忠实"的反应，爸爸妈妈要留意宝宝身上的"蛛丝马迹"。宝宝缺乏某种微量元素，遵医嘱补充制剂的同时，可配合食补，食补是相对有效而且安全的方法。

钙

缺乏症状：宝宝缺钙，可出现枕秃、不易入睡、爱哭闹、容易惊醒、盗汗等症状，严重的还可出现鸡胸、佝偻病等。

食补方案：海产品如鱼、虾皮、虾米、海带、紫菜等均含有丰富的钙质，极易被人体吸收；豆制品如豆浆、豆腐、腐竹等都是上好的补钙食品；奶制品如鲜奶、酸奶等也含钙丰富，而且易于吸收，是宝宝摄取钙质的优良食物。另外蔬菜也是补钙的绝佳食品，如胡萝卜、小白菜、小油菜等。

钙剂补充：市面上的钙剂种类繁多，建议爸爸妈妈选择时要注意看钙剂的钙元素含量。市面上各种钙剂中所含钙元素量为 10%~40%，即 1 克钙剂只提供钙元素 100~400 毫克。另外，3 岁以内的宝宝可选颗粒性的钙剂，3 岁以上的宝宝可选择咀嚼片。钙剂的用法用量要严格遵医嘱，不可盲目补钙，而且应单独给宝宝服用钙剂，不宜与食物、牛奶等同服，否则影响钙剂的吸收，建议在晚餐半小时后口服。

其他方法：让宝宝多晒太阳有助于身体合成维生素 D，促进骨骼生长。

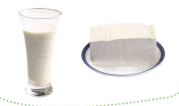

铁

缺乏症状：铁缺乏主要会造成缺铁性贫血，这是婴幼儿时期常见的一种疾病。缺铁的宝宝通常皮肤、黏膜苍白，并可出现心跳过快、呼吸加速、食欲减退、恶心、腹胀、精神不振、注意力不集中、情绪易激动等症状。病程较长的宝宝还可出现易疲倦、毛发干枯、营养低下、体格发育迟缓等现象。

食补方案：蛋黄、猪肝等动物内脏、猪肉、牛肉、芝麻酱、黑木耳、海带、豆制品，以及一些绿叶蔬菜等，都含有丰富的铁，宜给宝宝适当多吃。

铁剂补充：目前铁剂主要包括无机铁和有机铁。无机铁如硫酸亚铁，价格便宜，但肠道副作用较为明显；有机铁如富麻酸亚铁、琥珀酸亚铁等，容易吸收、对人的胃肠道副作用小，口感较好。宝宝是否需要补铁，需要做微量元素检查，经医生诊断后综合评定，爸爸妈妈要在医生的指导下给宝宝服用合适的铁剂，切忌自行给宝宝补充。

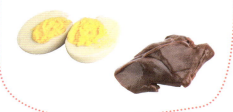

锌

缺乏症状：宝宝缺锌，可出现食欲下降、食量减少，生长发育缓慢，免疫力低，容易生病等症状，严重的还有异食癖。

食补方案：让宝宝吃适量的海产品、动物内脏、红色肉类、干果类、谷类等含锌较高的食物。

锌剂补充：可在医生的指导下给宝宝服用葡萄糖酸锌，以帮助宝宝补锌。用量按宝宝体重测算，一般宝宝每天剂量为3.5~7毫克/千克，疗程为2~3个月。具体的用法用量，应遵医嘱，切不可自行给宝宝补充。

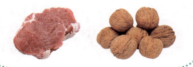

镁

缺乏症状：宝宝缺镁，可出现面部、四肢肌肉颤抖，精神紧张，情绪不稳定等症状。

食补方案：镁广泛存在于各种食物中，其中黄豆、蘑菇、红薯、香蕉、黑枣、红辣椒、紫菜、坚果等食物是镁的良好来源，应让宝宝多吃。

注意事项：服用过多的镁可导致宝宝出现腹泻和胃痉挛等症状，大剂量的镁可使宝宝发生中毒，因此宝宝是否需要补充镁制剂，应遵医嘱。

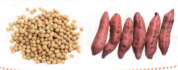

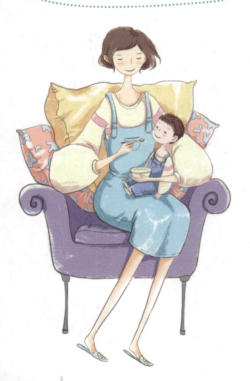

铜

缺乏症状：宝宝缺铜，可出现营养不良、长时间腹泻、贫血、发育不良、体温低、体重减轻、皮肤苍白和毛发色素减少、皮疹、视觉反应迟钝等症状。

食补方案：肝脏、鱼类、牡蛎、坚果等含铜丰富，应让宝宝多吃，以使宝宝可以从食物中获取足够的铜。

铜制剂补充：对于缺铜的宝宝，除了增加含铜食物外，应遵医嘱给宝宝补充铜制剂。铜补充过量，可导致铜中毒，出现溶血症。

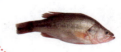

宝宝的饮食要随着季节调整

春季

饮食均衡，防上火，防过敏

1. 春天是万物生长的季节，也是宝宝长身体的好时机，应多给宝宝吃一些鸡蛋、牛奶、豆制品等富含钙、蛋白质的食物，少吃甜食、油炸食品及碳酸饮料，避免钙的流失。

2. 春天干燥多风，要多让宝宝喝水；少给宝宝吃膨化食品、巧克力、荔枝、桂圆等容易上火的食物。

3. 春暖花开，容易引发过敏，过敏体质的宝宝要避免食用海鲜、鱼虾、蚕豆等易引起过敏的食物。

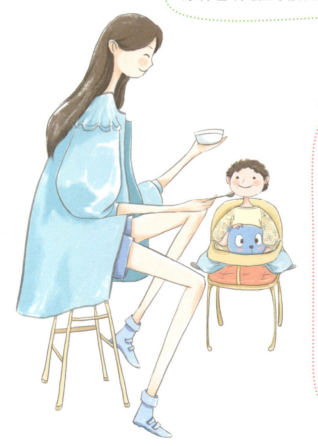

夏季

多喝水，饮食多样化

1. 夏天大多数宝宝消化功能减弱，给宝宝吃的食物要清淡、容易消化，避免给宝宝吃油腻的食物。

2. 多用清蒸、炖、煮等烹调方式，不用煎、烤、炸等方式制作食物；巧用醋来调味，既能增进食欲，又能促进消化。

3. 夏天出汗多，要多给宝宝喂水，尤其是婴幼儿，每隔20~30分钟就要喂一次水。

4. 不要给宝宝吃冷饮、冷食，以免引起腹泻、腹痛等不适。

秋季

防燥，防感冒

1. 秋天天干物燥，要多给宝宝吃生津润燥、有助消化的蔬菜水果，如胡萝卜、冬瓜、莲藕、香蕉、苹果等，少吃葱、姜、蒜、辣椒等辛辣食物，以防秋燥。

2. 及时给宝宝补充水分，还可以用雪梨煮水给宝宝喝，能起到开胃、润燥的作用。

3. 秋天天气转凉，是流行性感冒多发的季节，要多给宝宝吃一些富含维生素的食物，如新鲜的蔬菜和水果，以增强宝宝的免疫力，预防感冒。

4. 忌给宝宝吃冷饮、冷食，少吃西瓜等生冷瓜果，以防腹泻。

冬季

增强宝宝身体的抗寒和抗病力

1. 冬天虽然排汗减少，但仍要给宝宝补充水分。要教宝宝主动喝水，不要等到口渴了再喝。

2. 给宝宝补充维生素，多让宝宝吃新鲜的蔬菜、水果，水果可先用热水泡温后再给宝宝吃。

3. 适量的蛋白质有助于提高免疫力，爸爸妈妈要给宝宝适量安排鱼、虾、瘦肉、鸡蛋、奶制品、豆制品等富含蛋白质的食物。

4. 冬天的食物以温热为主，不要给宝宝吃生冷的食物，以免伤害宝宝的肠胃，引起腹痛、腹泻等不适。

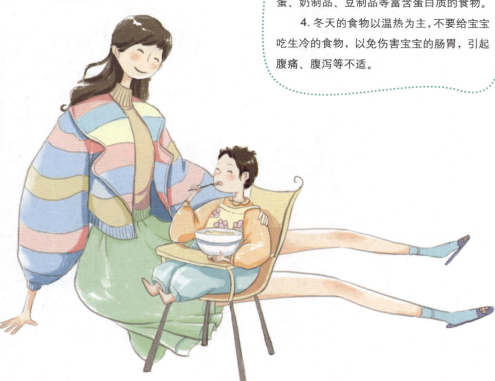

宝宝穿衣要跟上季节的变化

换季时，如果不注意给宝宝增减衣服，宝宝就容易患上感冒、气管炎、肺炎等疾病。那么，应如何做好小儿保健，减少疾病的发生呢？我的经验是，宝宝的衣着要跟上季节的变化。

春要捂，秋要冻

春天气温不稳定、忽冷忽热，过早把冬衣换下容易着凉感冒；秋天天气逐渐转凉，虽然气温降低，但凉却不寒，过早穿上厚衣服会降低抗寒能力。因此，穿衣服要"春捂秋冻"。但是，年龄小的宝宝，尤其是3岁以下的婴幼儿，体温调节功能尚未发育完善，在穿衣上不能单纯地强调"捂"或"冻"，而是根据天气变化适当增减衣服，以宝宝手、后背暖而无汗为宜。

夏天勤换衣服

夏天宜给宝宝穿宽松、轻便、浅色的衣服，材质宜选择纯棉布料的。凉鞋最好选择能包住脚趾的。夏天气温高，出汗多，宝宝的衣服如果被汗弄湿，应及时更换。

要根据气温变化及时给宝宝增减衣服，如下雨时天气较凉，应给宝宝换上轻薄的长衣长裤；在开空调的房间里，宜给宝宝穿上长袖或薄外套等。夏天也要给宝宝穿上薄袜子，宝宝脚部着凉容易引起感冒；时刻保持宝宝的袜子干爽，潮湿的袜子可使宝宝脚底发凉，因而发现宝宝的袜子被汗打湿后要及时更换。

冬天穿衣"两少一多"

冬天气温低，很多大人怕宝宝着凉，将宝宝裹得像个粽子似的，这样反而会让宝宝出汗而容易生病。冬天要先给宝宝穿上柔软的棉内衣，再穿保暖的外衣外裤，因为纯棉内衣可以吸汗，而且还能让空气保留在皮肤周围，阻断体热流失，使宝宝不容易受凉生病。

冬天，给宝宝穿衣要"两少一多"，即平时穿衣要比成人少一件，盖被子要比成人少一层，活动时要多带一件衣服，活动后及时添加。具体应根据宝宝的身体情况和气温变化而定，只要宝宝手、后背暖而无汗，没有流鼻涕的情况，说明宝宝穿衣合适。

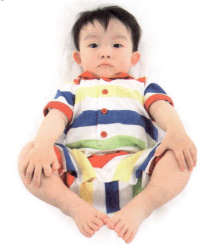

住得好，身体才好

良好的居室环境不仅能让宝宝觉得温馨，还能为宝宝的健康提供保障，因此，爸爸妈妈要给宝宝营造一个干净、舒适的成长环境。爸爸妈妈可以从以下方面入手。

经常开窗通风

不论是哪个季节，要经常开窗通风，保持室内的空气清新，尤其是宝宝的卧室。每天开窗换气不少于两次，每次不少于 30 分钟，宜选择上午、中午开窗，此时空气质量最好。

保持居室清洁

父母要定期打扫房间，保持清洁，尤其是有可能聚集尘螨的沙发、地毯等，以减少宝宝过敏的发生。

定期用 3% 的来苏水（200~300 毫升／平方米）湿擦或喷洒地板、家具和 2 米以下的墙壁，使用后要彻底通风 2 小时。

保持卫生间的清洁卫生，要随时清除便池的污垢，排出臭气，以免污染室内空气。

床上用品、家具也要消毒，让阳光直射 5 小时就可以达到消毒的目的。

不要让猫、狗等宠物进入房间；家人不要在居室里吸烟，尤其是宝宝活动、睡觉的地方。

保持合适的温度和湿度

房间里最好放一个温湿度计，经常观察以调整居室的温湿度。以冬季温度 18~22℃、夏季温度 24~26℃、相对湿度 60%~65% 为宜。

夏天的时候开空调，空调的温度最好设定在 26~28℃，空调的风口要避开宝宝。每次开启空调的时间不要过长，两个小时左右即可。每隔 3~4 个小时开窗通风一次，以保证空气的新鲜。另外，在使用空调前要先将空调彻底清洗干净，在使用中也最好半个月清洗一次空调滤网的杂质，以保证空气质量。

使用电风扇时，要选择风力柔和的电风扇，不要对着宝宝直吹，宝宝熟睡时应关掉电扇或改成微风，以免宝宝着凉。

北方冬天天气干燥，再加上室内供暖会消耗大量水分，因此一定要注意保持适宜的空气湿度。可用加湿器给宝宝的房间加湿，或者采取反复拖地、在暖气上搭湿毛巾等方法，增加空气湿度。

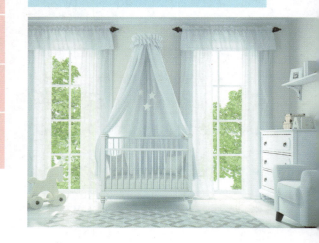

宝宝外出，安全第一

带宝宝出门是一件"麻烦事儿"，因为宝宝比较好动，坐不住。那么，带宝宝外出时，爸爸妈妈应该注意哪些问题呢？

时刻陪在宝宝身边

外出时，年龄小的宝宝，爸爸妈妈最好用背带把宝宝抱在前面或背在后面，也可以让宝宝坐在婴儿车里。年龄稍大一些的宝宝，爸爸妈妈要时刻陪在宝宝身边，保护好宝宝，以免宝宝碰伤、摔伤或出现其他意外。

坐车时不要让宝宝来回走动

坐车时，千万不要让宝宝在车上来回走动，一是影响别人，二是影响司机，三是宝宝有可能站不稳而摔倒。

坐车时，让宝宝坐在里侧，爸爸妈妈坐在外侧。可以事先准备一条约5厘米宽、2米长的带子，充当安全带，把宝宝"绑"在车座上，以免急刹车、车拐弯或睡着时不小心从车座上掉下来。如果条件不允许，只有一个座位，妈妈抱着宝宝，要让宝宝侧坐在自己怀里，一手抱住宝宝的腰部，一手护住宝宝的头部，避免急刹车时宝宝的头部碰到前面的座椅。

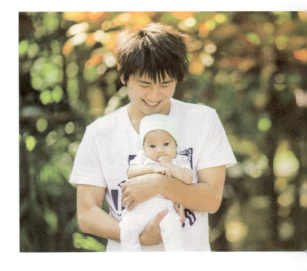

带宝宝坐车尽量避开高峰期

带宝宝坐车时，要尽量避开高峰期，拥挤的车厢空气不流通，对宝宝的健康不利。如果不能避开高峰期，尽量选择人相对少一些的车乘坐，如果人太多，不要一味拥挤，以免伤到宝宝。

自驾车注意事项

不论是自驾车还是坐公交车，千万记住不要让宝宝把手、头伸出车窗外。

6岁以下的宝宝，车内应配备儿童安全座椅，并正确安装在后座上。

千万不要让宝宝坐在副驾驶的位置上，也避免抱着宝宝坐在副驾驶的位置上。

行车时使用儿童安全锁，避免宝宝自己开车门。

将车窗锁住，宝宝开车窗玩时容易夹到手。

千万不能将宝宝独自留在车里。

教育宝宝不能将东西扔出车外。

别让玩具威胁到宝宝的健康

家有宝宝，玩具肯定少不了。合适的玩具可帮助孩子锻炼动手能力，促进大脑发育。但是，如果玩具选择不当、清洁不当，却有可能威胁到孩子的健康。

隐藏在玩具中的"祸害"

1 有害金属： 有些色彩鲜艳的积木、铁皮玩具等，在制作的过程中被喷涂上各种油漆或涂料。如果所使用的油漆或涂料不合格，铅、铬、锑、砷、镉、汞等有害金属超标，宝宝经常玩这样的玩具，尤其是年龄小的宝宝会经常咬玩具，容易使这些有害金属被吃入身体里，对健康造成损害。

2 水溶性颜料： 一些木制玩具表面涂有水溶性颜料，年龄小的宝宝如果经常吃这样的玩具，会吞入这些颜料，容易引起慢性中毒。

3 聚氯乙烯： "三无"塑料玩具中的聚氯乙烯超标，而聚氯乙烯对肝脏、神经及骨骼会造成损害。如果宝宝经常玩聚氯乙烯超标的塑料玩具，对身体的危害可想而知。

4 玩具中的"意外伤害因素"： 有的玩具表面尖锐，宝宝玩耍时很容易划伤皮肤，如果玩耍不当或者打闹，尖锐部位还可伤及眼睛。一些不合格的童车、滑板车等缺乏安全保护装置，或者其速度和方向设置不符合安全要求，很容易造成宝宝外伤。另外，组成玩具的小零件，如小纽扣、小珠子、钉子等，都是潜在的安全隐患，它们很容易被孩子误吞。

5 细菌危害： 玩具放置的时间太久，或者没有及时清洗，其"存储"的细菌也很多，尤其是毛绒玩具，不仅"藏"有尘螨，而且还有可能"藏"有很多的致病细菌。

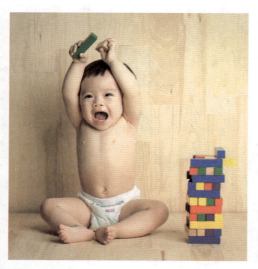

宝宝爱玩玩具，家长也爱买玩具。但不能忽视安全隐患。

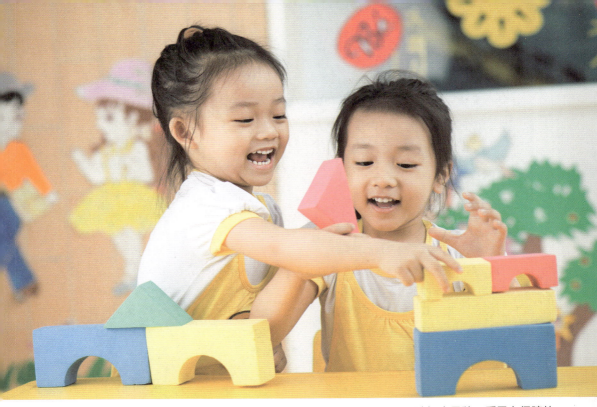

要选择大品牌、质量有保障的玩具给宝宝玩，对于"三无"产品要拒绝购买和使用。

选对玩具，宝宝健康无忧

✅ 给宝宝买的玩具一定是正规厂家生产，标注有生产日期、质量合格证等信息的，坚决不买"三无产品"。

✅ 买玩具的时候，要检查一下玩具有没有松动的毛发和小部件、边角是否尖利。玩具的尾巴缝合要安全，毛绒玩具的接缝要结实，漆不能有脱落。另外，毛绒玩具上也不应有扣子、细绳、丝带或任何其他宝宝能拽下来塞进嘴里的东西，以免伤害宝宝。

✅ 必须符合该年龄段儿童生理心理发育特点。大多数玩具上都有"推荐年龄"的说明，这可以作为你选择玩具的参考。此外，不同年龄段的玩具有不同的安全标准，因此家长一定要根据儿童的实际年龄段购买相应的玩具。特别是不能购买"3 岁以上年龄段"的玩具给 3 岁下的儿童使用。

❌ 购买声响玩具时应听一听其声音是否适中悦耳，没有噪音感，过大的声音可能对宝宝的听力造成影响甚至是损伤。

❌ 尽量不要购买表面含漆膜的木质玩具，避免儿童啃、咬玩具时吸入有害物质。

❌ 尽量不要购买带有香味的玩具。因为这类玩具大多存在着苯、甲苯等芳香族化合物，宝宝吸入过多的香味不利于身体健康。

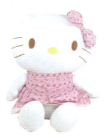

经常给宝宝的玩具做"清洁"

宝宝的玩具要经常清洗、消毒，以减少玩具表面的细菌。不同材质的玩具清洗方法不一样。以下是我清洗、消毒玩具的方法，希望对爸爸妈妈们有帮助。

塑胶玩具

用干净的毛刷蘸取宝宝专用的奶瓶清洁液刷洗，然后放入加有清洁液的水中浸泡，最后用大量清水冲洗干净，用清洁布擦干。注意，如果玩具有电池，可用稀释的酒精擦洗表面，然后再用干净的湿布擦一遍，再晾干。

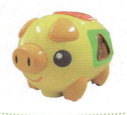

布质玩具

没有电池的玩具可直接放入加有清洁液的水中浸泡，然后清洗干净，放在阳光下暴晒。如果玩具有电池，则需要将电池、电池盒拆下来。电池盒不能拆除时，用毛刷蘸水清洗表面，然后放在阳光下暴晒。

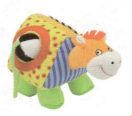

毛绒玩具

将毛绒玩具放入加有清洁液的水中浸泡，也可以用具有抗菌防螨功能的洗衣液兑水后浸泡 10 分钟左右，然后洗干净，在通风向阳处晾干。

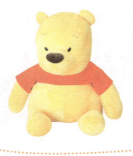

木制玩具

用稀释的酒精或酒精棉片擦拭，再用干布擦拭一遍。

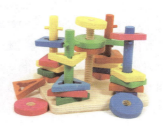

温室里的花朵禁不住风吹雨打

宝宝冬天开始上幼儿园，去了就感冒了，家里老人、宝宝的爸爸都十分紧张，决定等宝宝感冒好了再送幼儿园。后来宝宝感冒好了，上了几天幼儿园后又感冒了。一家人商量后决定先不上幼儿园了，等来年春暖花开的时候再去。我当时也觉得，宝宝生病，应以宝宝的健康为主。但是，后来跟幼儿园的老师沟通后，发现这样做并不好，容易把宝宝养成温室里的花朵，以后天气一转凉或者是一接触到感冒病菌，就容易生病。

把宝宝"关"在家弊大于利

很多家庭都存在这个问题，怕天冷了宝宝冻着引起感冒发热，于是干脆把宝宝"关"在家里，不去幼儿园，甚至不让宝宝到室外活动。其实，不让宝宝到室外去适应外面的温度，宝宝的抗寒能力就得不到锻炼，这也是降温后很多宝宝生病的主要原因。冬天为了使居室保持温暖，很多家庭会将门窗关严，这样会使室内空气不流通，空气质量变得糟糕，这对宝宝的健康也是不利的。

冬天让宝宝"走出去"好处多多

宝宝生病时，只要精神好，病情比较轻，还是应该让宝宝上幼儿园，参与集体活动。即使幼儿园里有生病的小朋友，让宝宝多与细菌"接触"，对提高宝宝的抵抗力也有益。

冬天的时候适当让宝宝到户外活动，宝宝不断受到冷空气的刺激，身体里抵抗疾病的抗体不断增多，免疫力就会得到提高。另外，冬天让宝宝参与户外活动，可以利用阳光中的紫外线杀死皮肤、衣服上的病菌，还能帮助宝宝合成维生素 D，促进身体对钙、磷的吸收。

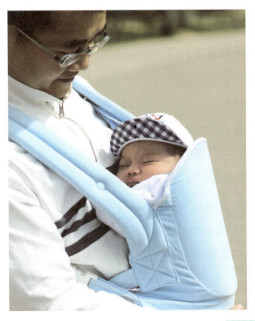

冬天带宝宝户外玩耍攻略

1 **不要把宝宝裹成"小熊猫"**：带宝宝到户外活动，衣服不宜穿得太多，尤其是下身，如果出汗时脱衣服，容易感冒。最好给宝宝带一条毛巾、一件衣服，宝宝出汗时及时擦汗，并给宝宝穿上衣服，以防着凉。

另外，要给宝宝选择纯棉质地、透气性好的袜子；鞋子要选择宽松一些、质地为全棉、穿起来柔软的鞋子，避免给宝宝穿过大的鞋。

2 **出门一定要戴帽子**：宝宝25%的热量是由头部散发的，所以冬天出门一定要戴帽子。帽子的厚度随气温情况而增减，最好给宝宝戴舒适、透气的软布帽子，不要选用有毛边的帽子，容易刺激宝宝的皮肤。

3 **不要护住口鼻**：在寒冷的冬天，不少爸爸妈妈都习惯给宝宝戴上口罩，或者用围巾护住口鼻。其实，这样做会降低宝宝上呼吸道对冷空气的适应性，使宝宝缺乏抗病能力。另外，围巾多是纤维制品，如果用它来护口，会使纤维进入宝宝体内，可能诱发哮喘，有时还会影响宝宝肺部换气。雾霾天带宝宝外出时，最好给宝宝戴上纯棉材质的口罩，回到家之后，要用棉签蘸温水给宝宝擦拭鼻腔，以清除黏附在鼻子里的粉尘。

贴心·提示

冬天，宝宝宜在上午10点到下午4点出去活动，这段时间气温相对较高，阳光充足，不容易因室内外温差大导致着凉感冒。对年龄比较小的宝宝来说，尽量选择离家近的地方，这样宝宝困了可以尽快回家休息。

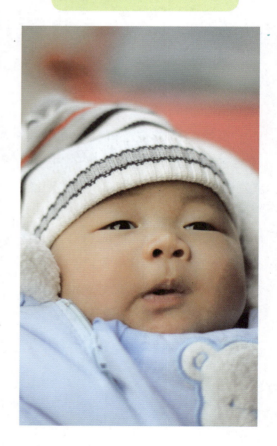

构筑起宝宝呼吸道的 4 道防线

出门诊时常听到爸爸妈妈问："我的宝宝经常感冒咳嗽，怎样才能让宝宝不感冒或少感冒呢？"感冒一般有流鼻涕、鼻塞、打喷嚏、咳嗽、全身不舒服等症状，在大人看来感冒可能是小病，但对于宝宝来说，感冒如果不及时对症治疗，很可能诱发其他的疾病。为什么宝宝比大人容易感冒呢？怎样帮助宝宝预防感冒？

第一道防线

了解宝宝容易感冒的原因

1. 宝宝的机体免疫功能不够健全，容易受到感冒病毒侵袭而发病。

2. 宝宝的中枢神经系统发育尚未完善，各组织器官发育又未成熟，再加上宝宝鼻道狭窄、没有鼻毛、黏膜柔嫩、血管丰富等生理特点，所以容易受到病毒感染。

3. 爸爸妈妈护理不当，给宝宝穿衣过少使宝宝受凉，或者是给宝宝穿衣过多，使宝宝大量出汗后受凉。

4. 交叉感染，如幼儿园里有感冒的小朋友、家里有患感冒的大人等，宝宝抵抗力较弱，"碰到"感冒病毒后易受感染。

5. 过敏体质的宝宝是感冒的高危人群，容易出现反复呼吸道感染。

第二道防线

主动免疫，增强体质

增强宝宝的免疫力，提高抵抗感冒病毒的能力，是构筑宝宝呼吸道的第二道防线。平时，爸爸妈妈要注意让宝宝多参加体育锻炼。

宝宝锻炼的时间可以选择在晚饭之后，不仅要有大人带领，最好还有年龄相仿的宝宝一起进行走、跑、跳等运动，这样宝宝会觉得更有趣。可充分利用小区里的体育器材健身区，一般小区里的宝宝都愿意在那里玩耍，宝宝可以一边玩一边锻炼身体。

对于 7 个月以下的宝宝，则需要大人来帮助运动。可以每天给宝宝做婴儿抚触，以增强宝宝的骨骼、肌肉系统功能，促进血液循环和新陈代谢。具体方法参考本书第 64 页。

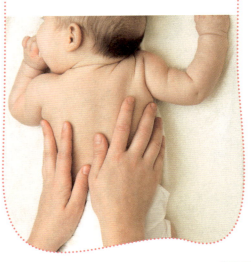

第三道防线

合理饮食，加固防御之盾

全面而均衡的饮食营养是增强体质、提高免疫力的基础，爸爸妈妈要重视宝宝的饮食，帮助宝宝养成不挑食、不偏食的良好饮食习惯。平时，给宝宝提供的食物要尽量多样化，并注重食物之间的搭配，如粗细搭配、荤素搭配、深色与浅色蔬菜搭配、鱼禽肉类的搭配等，确保宝宝摄入的营养全面并相对均衡。

另外，宝宝的一日三餐要定时，饥饱适度。一日三餐总热量应为早、晚各占30%，午餐占40%，不要在餐间给宝宝吃太多的零食。

第四道防线

及时添减衣服，避免受凉

冬天时很多爸爸妈妈都习惯把宝宝捂得严严实实，其实这样反而容易使宝宝出汗而受凉感冒。当然，也不能一味强调让宝宝"冻一冻"来提高宝宝的抗寒能力。给宝宝穿衣，除了要根据天气变化适当加减外，还要注意以下方面。

1. 宝宝出汗时，不能马上将宝宝的衣服脱掉，要先让宝宝安静下来，等自然消汗后再脱。

2. 在冷热不均的环境中，如宝宝从冷的房间进入比较热的房间，要提前帮宝宝把衣服脱掉，否则等到出汗再脱就很容易感冒。

3. 每天晚上注意看天气预报，如果气温有明显增高，早晨起床时就不要给宝宝穿太多，因为半途给宝宝脱衣服很容易导致宝宝受凉感冒。

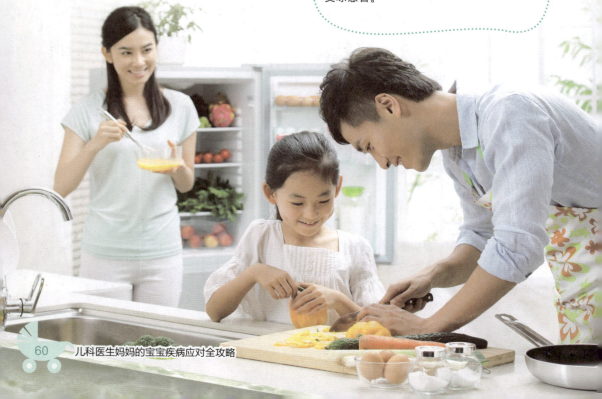

按时接种疫苗，为宝宝打造健康盾牌

疫苗接种的时间安排

宝宝从出生开始便需要不停地与疫苗"打交道"，按时接种疫苗可以刺激机体产生抗体，预防相应的传染病，对宝宝来说是一种有效的保护措施。给宝宝接种疫苗，应按照疫苗本上的时间到医院或接种门诊接种，不能提前接种。提前接种，疫苗有可能超出宝宝的抗体水平而导致宝宝不适，或者没有到时间而起不到作用。

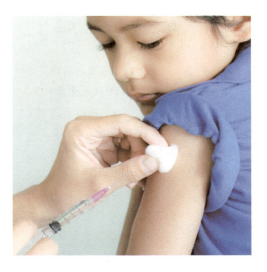

疫苗接种的禁忌症

患有感冒、咳嗽、轻度发热等疾病期间不要接种疫苗，待病愈1周后再接种。

患有皮炎、化脓性皮肤病、严重湿疹的宝宝不宜接种疫苗，应等病愈后再接种。

患有严重心、肝、肾疾病和结核病、脑炎后遗症、癫痫病的宝宝不宜接种疫苗。

有哮喘、荨麻疹等过敏体质的宝宝不宜接种疫苗。

严重营养不良、佝偻病、先天性免疫缺陷的宝宝不宜接种疫苗。

当宝宝患有腹泻时，尤其是每天大便次数超过4次的宝宝，应等病愈2周后才可服用脊髓灰质炎糖丸。

疫苗接种的注意事项

接种前一天给宝宝洗澡，当天最好穿清洁宽松的衣服，便于施种。接种后24小时内不要给宝宝洗澡，以免注射部位沾水引起发炎。

接种前，爸爸妈妈要主动告知医生宝宝的身体健康状况，以便医生判断宝宝适不适合接种此项疫苗，以便保护好宝宝的安全和健康。

除非指定需要空腹服用的疫苗外，宝宝空腹时一般不宜接种疫苗。

接种注射疫苗后应当用棉签按住针眼几分钟，不出血时方可拿开棉签，不可揉搓接种部位。

疫苗接种后出现单纯的发热，属于正常现象，千万不要因为担心宝宝而盲目使用抗生素和抗病毒药物，应在医生的指导下用药。

口服脊髓灰质炎活糖丸，不可与热开水或热食物同时服用。

接种后的反应及处理措施

发热

疫苗本身就是减毒或灭活的细菌或病毒，当它进入人体后会供给免疫系统，迫使免疫系统产生抗体，所以有的宝宝接种疫苗后会出现发热的现象。多见于接种后 24 小时内，发热时间一般不超过 48 小时。

对于接种后出现的发热，要及时就医。对于不伴有其他症状的发热，如果体温超过 38.5℃，需要给宝宝服用退热药；如果体温未超过 38.5℃，可采取用温水擦澡、贴退热贴等方式物理降温，并给宝宝多喝水。

疫苗接种后数天才出现的发热，并不一定与疫苗接种有关。如果宝宝发热持续 3 天以上，或伴有严重咳嗽等症状，一定要尽快到医院就诊。

局部红肿

注射本身已经对宝宝的皮肤造成轻微创伤，再加上疫苗对宝宝免疫系统的刺激，容易导致局部产生炎症而出现红肿。如果接种部位红肿范围较小，程度较轻，一般几天内就能消退，只要保持清洁干燥，无需处理。如果红肿范围较广，较为严重，则需要及时就医，并告诉医生，宝宝之前接种的疫苗种类和时间，在医生的指导下用药。

贴心·提示

卡介苗接种后 2~4 周，注射部位可产生"红肿→化脓→破溃→结痂→小瘢痕"，整个过程持续 2~4 个月。破溃、流脓是卡介苗接种后常见的反应，护理时只要用温水清洗，再用毛巾蘸干即可。千万不要用碘酒、酒精进行局部消毒，这样反而会使伤口难以愈合。

硬结

有些疫苗接种后，注射部位皮下会出现硬结，没有压痛，这是正常现象，不会对宝宝造成伤害，爸爸妈妈不用特别担心。

有的爸爸妈妈发现宝宝注射部位有硬结，就用毛巾给宝宝热敷，这种处理方式是不当的，反而会使局部充血，肿块越来越大，甚至形成肿包。

过敏

如果宝宝接种疫苗后出现过敏反应，一定要及时就医，对症治疗。对于接种后发生严重过敏者，要避免再次接种相同的疫苗。有过敏史的宝宝，接种疫苗后应在接种单位观察一段时间再离开。如果出现面色潮红、水肿、荨麻疹、瘙痒、口腔或喉头水肿、气喘、呼吸困难等症，应让宝宝平卧，并抬高下肢，及时送医院抢救。

给宝宝准备一个专用小药箱

　　几乎每个家庭都会常备一些药物，建议将大人的药和宝宝的药分开放，而且宝宝的药要分类摆放、标记清楚。

家庭常备小儿用药一览表

药物类型	药物分类	药物清单
内服药	感冒药	板蓝根冲剂、小儿感冒冲剂
	退热药	百服咛、布洛芬
	助消化药	微生态制剂
	止泻药	口服补液盐
	消暑药	十滴水
外用药		碘伏、护臀膏、抗生素软膏、开塞露等
其他		创可贴、消毒棉签、体温计、纱布、胶条

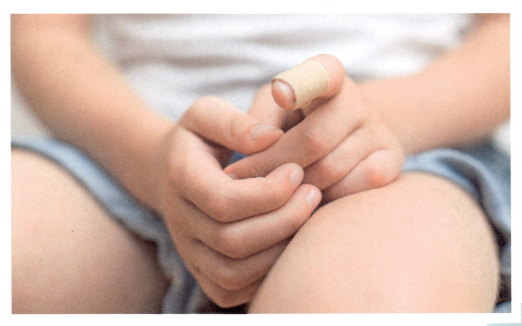

从小给宝宝做抚触，疾病不上身

从宝宝出生后第一天开始，就可以给宝宝做抚触了。抚触不仅能使宝宝增强安全感，提高免疫力和消化功能，还能增进爸爸妈妈和宝宝之间的感情。那么，怎么给宝宝做抚触呢？

头部抚触

妈妈将双手拇指放在宝宝的前额中央，然后缓缓向两侧滑动，再将双手拇指放在下颌中央向两侧推动，接着给宝宝"梳头"——从宝宝的前额发际向脑后抚摸，最后双手中指停在宝宝的耳朵后面。

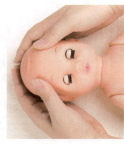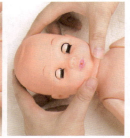

胸部抚触

妈妈将双手手掌放在宝宝的胸部中线两侧，然后向外做弧形抚触。

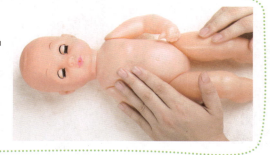

腹部抚触

妈妈的双手分别从宝宝的右下腹开始按照顺时针方向做画圈运动。

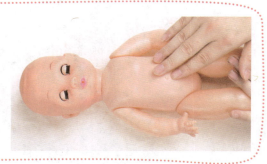

手部抚触

妈妈一手握住宝宝的手腕，一手从上臂胳膊向手腕方向抚触，再从宝宝的掌心向手指方向抚触，并揉搓每根手指。手臂的内外侧都要抚触。

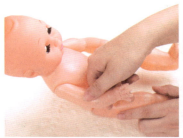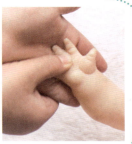

腿部抚触

妈妈一手握住宝宝的脚踝，一手从大腿根部向脚踝方向抚触，再从脚跟向脚趾方向抚触，并揉搓每个脚趾。大腿、小腿内外侧都要抚触。

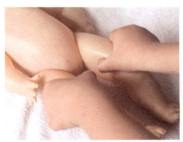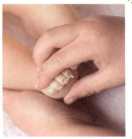

背部抚触

以脊柱为中线，妈妈的双手放在宝宝的脊柱两侧，然后从宝宝背部上端开始慢慢地移向臀部，上下反复抚触。

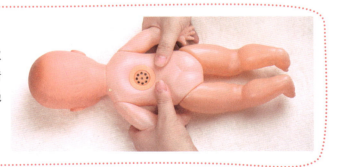

贴心·提示

1. 抚触的基本程序：头面部→手臂→胸部→腹部→腿部→脚部→背部。每个部位抚触3遍，力度要适中。

2. 抚触的时间最好在洗完澡后，室温要保持在22~26℃。

3. 抚触前，妈妈要用热水洗净双手，并将婴儿专用按摩油或润肤油倒在手心搓热，避免用凉手去抚触宝宝。

4. 时刻关注宝宝的反应，一旦出现哭闹、呕吐、肤色突变等，应停止抚触。

常给宝宝捏脊，强身健体

从中医的角度看，人体的背部有主全身阳气的督脉和贯穿全身的足太阳膀胱经，捏脊能刺激、疏通这两条经络，让气血畅通，达到祛除疾病、强身健体的目的。捏脊既然这么好，应怎样捏脊呢？有什么注意事项？

捏脊的正确方法

妈妈用热水将双手洗干净，在手心倒上适量的按摩油或润肤油，搓热。让宝宝在床上趴好，然后在宝宝的背部轻轻地上下来回抚摸几遍，让宝宝放松肌肉，消除紧张。妈妈将双手食指放在宝宝尾骨的凹陷处，然后用拇指、食指对捏此处皮肤，一直向上推捏至颈部。刚开始给宝宝捏脊，每次不要超过 5 遍，手法要轻；等宝宝慢慢适应了，再逐渐增加次数和力度，但每次不要超过 10 遍。

捏脊完成后，宝宝的背部肌肉比较紧张，这时可用手掌从上自下，沿着脊椎向两边分推，再沿着宝宝的腋下轻轻向下抹 5 遍。

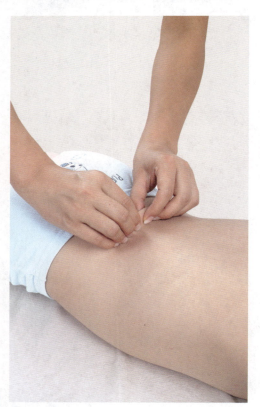

捏脊的适应症和禁忌症

✅ 宝宝舌质发红、上火、脾气急躁、口渴厉害、总想喝冷水或吃冷饮时；宝宝有扁桃体发炎、咽喉肿痛、发热、咳嗽、吐浓痰等症状时；好动、急躁易怒的宝宝等。

❌ 舌苔发白，脸总是发白、发青的宝宝不适合捏脊；宝宝患有腹泻、长期便秘、尿频等疾病时不宜捏脊；身体虚弱的宝宝不宜捏脊；经常用抗生素的宝宝不宜捏脊等。

没有经验也不会分辨宝宝的症状的父母，在给宝宝捏脊前，应向专业医生咨询是否适合捏脊，并向医生请教具体的捏脊方法、次数等。

捏脊的注意事项

在中医理论中，捏脊这种按摩方法属于泻法，而冬天是收藏的季节，不适宜大面积的按摩，因此尽量不要在冬天给宝宝捏脊。

捏脊时要注意保暖，室温不能低于20℃，以免宝宝受凉感冒。但是，室温也不宜过高，以免出汗多而影响按摩效果。

宝宝刚吃过饭后不宜马上捏脊，否则容易造成呕吐。捏脊的时间应在餐后1小时后，或者是在宝宝洗澡之后、睡觉之前。

爸爸妈妈给宝宝捏脊前，要修剪好指甲，不要戴戒指等装饰物，以免在捏脊时擦伤宝宝的皮肤。

爸爸妈妈千万不能用自己冰凉的手去给宝宝做按摩，那样宝宝不但不舒服，还会大大削减按摩的效果。爸爸妈妈应先将自己的手搓热，或在温水中泡热。

宝宝在捏脊的过程中都会微微出汗，小一些的宝宝可能会不配合，会哭闹，更是一身的汗，所以捏脊后一定要给宝宝多喝温开水。

给宝宝捏脊时，可一面捏，一面跟宝宝说话、讲故事，以分散宝宝的注意力，减轻宝宝的疼痛感。

贴心·提示

爸爸妈妈在给宝宝捏脊时，可一边捏一边问宝宝，这里疼不疼呀，如果宝宝说疼，爸爸妈妈就要记住这个部位，每次捏到这个部位时就要在此处多提捏几下，或在捏完脊后，再在此处多按摩一会儿。

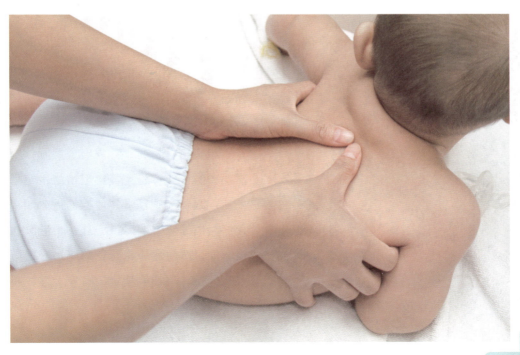

不要漏掉宝宝的每一项健康体检

定期给宝宝体检，可及时发现问题，以便早发现、早治疗，为宝宝的健康多加一份保证。因此，在宝宝出生后，爸爸妈妈要尽快到医院给宝宝建立健康档案，根据医院提供的体检手册，定期按时给宝宝体检。给宝宝体检，要注意以下事项。

给宝宝体检前要做好准备

在体检前，爸爸妈妈要翻看体检本，了解此次体检的时间、体检项目，提前咨询体检的费用，以做好充足的准备。

将宝宝的体检手册、医生的指导意见册、宝宝的疫苗接种手册装入一个固定的档案袋内，体检时携带，以方便医生参考宝宝之前的体检情况。

体检时应给宝宝穿宽松舒适、便于穿脱的衣服。

0~1 岁的宝宝，在出门前宜先喂奶，这样到体检门诊，宝宝已经消化吸收一部分奶，不容易造成吐奶。宝宝若是饿着肚子体检，容易哭闹，影响检查结果。

如果体检项目中有要求空腹体检的，则体检前不要给宝宝吃东西。

不要在宝宝烦躁的时候带宝宝体检，宝宝的情绪会影响体检结果。

对于年龄稍大一些的宝宝，爸爸妈妈在体检前要提前跟宝宝解释体检的流程，使宝宝有心理准备，减少宝宝在体检过程中的哭闹行为。

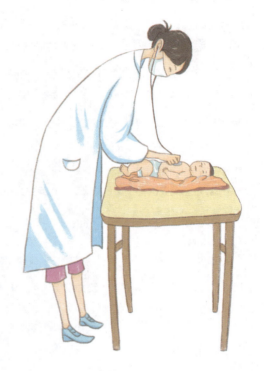

体检时要配合好医生

体检时，尽可能让宝宝配合医生，按照预定项目逐科、逐项检查，不要漏检，以免影响最后的健康总结。

给宝宝体检时，如果宝宝哭闹，则需要暂时停止体检，等宝宝情绪稳定下来后，跟宝宝解释清楚体检的重要性和程序，消除宝宝的恐惧心理，再继续体检。如果医生允许，爸爸妈妈最好抱着宝宝体检，这样能让宝宝有安全感，减少哭闹。

认真对待体检结果

1 在宝宝体检后，要把自己育儿过程中的问题及时向医生说明，有关宝宝的生长发育、智力行为、睡眠和饮食等方面的问题均可向医生询问，同时要记住医生的意见。

2 如果宝宝有尿床或厌食等问题，需要与医生进一步沟通，可与医生再约时间，因为宝宝通常比较好动，没有耐心再多等一段时间。

3 体检时，某项结果显示异常，爸爸妈妈不要太担心，结果显示异常并不代表宝宝的健康出现了问题，爸爸妈妈要配合医生找出结果异常的原因。例如宝宝的体重没有按照正常值增长，出现体重降低的情况，为了找出准确的原因，爸爸妈妈要跟医生说明喂养情况、宝宝的运动情况以及近期是否生病等，以便医生"对症下药"。

4 当医生说某一检查结果需要观察时，往往代表着这一项检查结果存在多种情况，为了找出准确的原因，需要继续观察。对于这种情况，爸爸妈妈需要按照约定的时间带宝宝体检，并咨询医生观察期间是否需要采取治疗措施。

千万不要忽略了宝宝的心理健康检查

现在不少宝宝存在焦虑、自闭、忧郁等心理疾病，所以在体检时，爸爸妈妈不要忘了给宝宝做一下心理检查。一旦发现宝宝的心理健康出现问题，要及时治疗，越早越好。

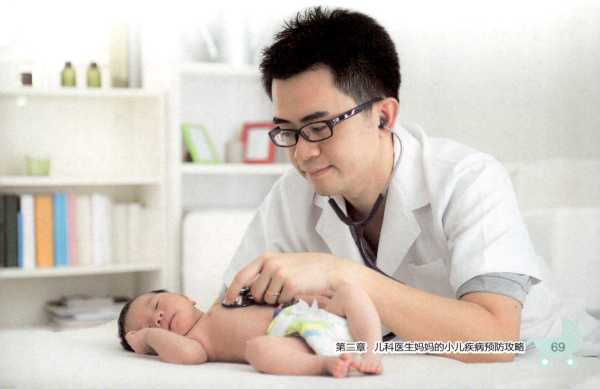

初入园的宝宝爱生病，3 岁前要夯实宝宝的健康根基

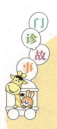

门诊故事

有一天我出夜间门诊，一位妈妈抱着一个 3 岁左右的小女孩匆匆忙忙地冲了进来。检查后，我发现小姑娘感冒了，看了宝宝的病历本后，发现她前两个星期就来医院看过感冒。原来宝宝感冒好了，去上了几天幼儿园又感冒了。我给宝宝开了药后，嘱咐这位妈妈回家后多给宝宝喝水，让宝宝适当运动，晚上早点儿睡，多引导宝宝，让宝宝喜欢上幼儿园。

为什么初入园的宝宝会生病

很多爸爸妈妈都很困惑：为什么宝宝在家里好好的，一上幼儿园就变得"体弱多病"了呢，不是感冒、发热，就是拉肚子、咳嗽？初入园的宝宝容易生病，主要有以下原因。

宝宝的免疫系统尚未发育成熟，抵抗能力较弱，容易被病菌感染。

宝宝从出生到上幼儿园之前，都是在亲人的"包围"中成长，得到精心呵护，很少接触病菌，所以很少生病。幼儿园是集体生活，人员密度比家庭高，接触各种病毒、细菌的概率增加，相互传染的概率也大，因此宝宝入园会容易生病。

初入园时情绪紧张，陌生环境里的不安全感，可使宝宝的免疫力下降，当接触致病原时就容易生病。

有些爸爸妈妈总觉得宝宝体质弱，天凉了就给宝宝多穿衣服保暖，避免着凉感冒。其实宝宝好动爱玩，新陈代谢旺盛，容易出汗，如果穿得太多，反而促使宝宝出汗增多，更容易着凉感冒。

宝宝偏食，不爱吃蔬菜，容易引起贫血和维生素缺乏，使抵抗力下降，也容易导致宝宝生病。

有些爸爸妈妈担心宝宝在幼儿园吃不好，晚餐让宝宝吃太多，或者给宝宝加餐。宝宝的脾胃功能相对较弱，吃太多容易导致消化不良，造成夜间睡眠质量差，长期可使宝宝疲乏，疲乏过度会影响免疫力，也容易使宝宝生病。

有些宝宝睡前不刷牙或漱口，细菌隐蔽在口腔、咽喉部位，容易诱发呼吸道感染。

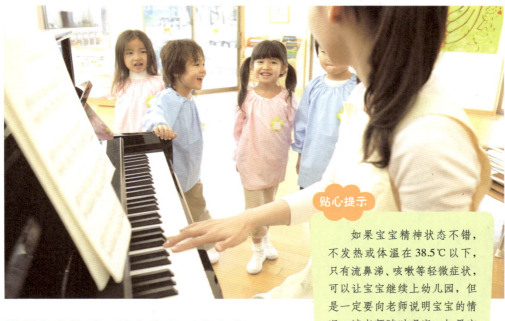

贴心·提示

　　如果宝宝精神状态不错，不发热或体温在 38.5℃ 以下，只有流鼻涕、咳嗽等轻微症状，可以让宝宝继续上幼儿园，但是一定要向老师说明宝宝的情况，请老师随时观察。如果宝宝的精神状态比较萎靡，体温在 38.5℃ 以上，应该让宝宝待在家里养病。

增强宝宝体质，让宝宝入园少生病

　　宝宝生病，不仅宝宝难受，爸爸妈妈也备受煎熬。想让宝宝入园少生病，爸爸妈妈就要提前帮助宝宝强健身体，提高免疫力。那么，爸爸妈妈应该怎么做呢？

注意加强宝宝的营养，给宝宝准备的食物要多样化，荤素搭配得当，使宝宝的营养摄入全面、均衡。

多让宝宝参加户外活动，增强体质，提高宝宝的免疫力。

入园前后，要按时接种相关疫苗。

帮助宝宝养成良好的生活习惯，如勤洗手、讲卫生等。

上幼儿园前一定要教宝宝说"老师，我要喝水"，让宝宝主动告诉老师自己渴了，需要喝水，以使宝宝在幼儿园的时候能补充充足的水分，减少生病的概率。

在入园之前，把宝宝的起居时间调整到与幼儿园的作息时间一致，让宝宝养成良好的睡眠习惯，避免宝宝因为睡眠不足、免疫力下降而生病。

提前把幼儿园的生活告诉宝宝，让宝宝有心理准备，使宝宝保持好心情，尽快适应新环境。

如果宝宝上幼儿园后频繁生病，爸爸妈妈可找老师商量一下，尽量争取让宝宝只上半天课，等宝宝慢慢适应后再上全天的课程。

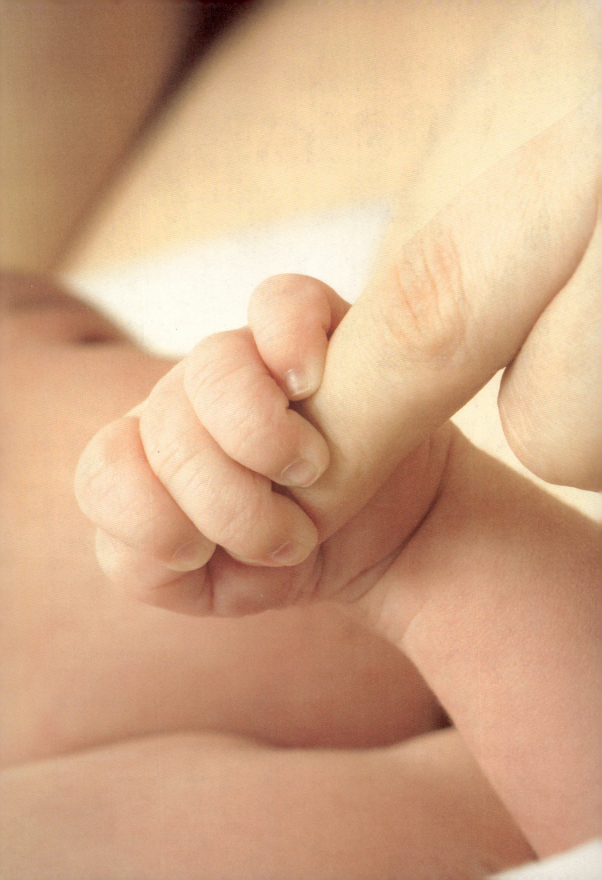

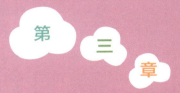

第 三 章

练就一双慧眼，
及早发现宝宝身体不适

宝宝在成长过程中难免会生病，特别是6个月之后，从母体中带来的抵抗力已经慢慢耗尽，自身的免疫系统又未发育完全，如果照顾不当，就很容易生病。宝宝年龄较小不会说话，即使会说话也常无法准确表达自己身体上的不适，这就需要爸爸妈妈有一双"慧眼"，及早发现宝宝生病的"信号"，及时带宝宝去看医生。

新生儿脱水热不要慌

一次，我接诊了一位特殊的病人——刚出生4天的小宝宝。宝宝的爸爸说，宝宝刚出院一天，但不知道是什么原因，体温升高到了38℃。我发现宝宝被毯子裹得严严实实，而当时的天气比较凉爽，只需要穿着秋衣即可。经过检查，发现宝宝除了发热，并没有其他症状。我告诉宝宝的爸爸，这是脱水热，不需要用药，回去后用温水给宝宝擦身，不要给宝宝穿得太多、盖得太厚，随时观察。

新生儿脱水热多发生在出生后2~4天，主要表现为新生儿烦躁不安、哭闹，体温升高，甚至高达39℃，一般检查不出发热的原因，只要给予充足的水分就能使体温降下来。

导致婴儿脱水热的原因

1 **环境温度过高**：有的爸爸妈妈怕新生儿着凉，于是把新生儿裹得严严实实的，或者是把室内温度调得很高。在这种环境下，新生儿的体温非常容易升高，造成脱水，引起发热。

2 **水分不足**：新生儿出生后，经过呼吸、皮肤蒸发、排出大小便等消耗了自身许多水分，而出生后3~4天母乳分泌量较少，如果不注意给新生儿补充水分，会"入不敷出"而引起发热。

3 **新生儿的生理特性**：新生儿的汗腺组织发育不完善，对热反应强度低下，几乎不出汗。当周围环境温度升高时，新生儿就很容易出现发热的症状。

新生儿脱水热的防治护理

在新生儿体温升高时，给新生儿喂一些母乳或温开水，并将室温调节为22~24℃。

根据室内温度变化调整新生儿的衣服，不要穿得过多，体温升高时需要减少衣被的厚度，以使新生儿的体温降下来。

新生儿脱水热，低于38℃的一般不需要处理；38~39℃时，需要将新生儿的襁褓打开，通过皮肤散热降温，或者是用温水给新生儿擦浴来降温。

如果经过适当处理，新生儿的体温仍然降不下来，则要尽快就医。

新生儿乳房肿大，千万别乱挤

婴儿出生后 3~5 天，会出现乳房暂时肿大的现象，有的小如蚕豆，有的大如鸽蛋，有的甚至还会分泌初乳样的黄色乳汁。按照老一辈的传统，都会将乳汁挤出，这种做法是错误的。

乳房肿大是新生儿常见现象

当爸爸妈妈发现出生没几天的宝宝出现乳房肿大、分泌乳汁的现象时，不要惊慌，这是正常的生理现象，医学上称为"新生儿乳腺肿胀"。这是因为胎儿在母体内受到雌激素、孕激素、催乳素等激素的影响，出生后体内仍然残留了一部分激素，而这些激素可促进乳腺的发育和乳汁的分泌，所以新生儿会出现乳房肿大和泌乳的现象。

乳房肿大千万不能挤

一般宝宝出生后 2~3 周，随着激素慢慢地被消耗，乳房肿大、泌乳的症状会自然消失，因此新生儿乳房肿大不需要做任何处理，尤其不能挤。新生儿器官尚未发育完善，免疫力差，对细菌的防御能力非常低，如果挤压新生儿的乳房，很容易使细菌从乳头挤压破口进入身体里，引起畸形化脓性乳腺炎，使乳房发生红、肿、热等炎症，严重的还有可能发展为败血症，危及新生儿的生命安全。

贴心提示

如果发现新生儿肿大的乳房左右不对称、大小不一致、局部出现发红发热的现象，抚摸时有波动的感觉，同时新生儿有哭闹、不安、烦躁等不适表现，应及时就医。

胎记是正常现象，父母无须谈"斑"色变

门诊故事

有一对年轻夫妻，抱着 3 个月大的小宝宝来就诊。说宝宝从出生起小屁股上就有一片青斑，都 3 个月了还没消退，担心宝宝是不是皮肤过敏或者是有其他的疾病。经过问诊和检查，发现宝宝并没有不适症状。宝宝小屁股上长的是胎记，是新生儿正常现象，宝宝长大了会慢慢消失。

为什么新生儿会长胎记

很多新生儿出生后，在背部、腰骶尾部及臀部皮肤有浅灰蓝色或暗褐色色素斑，形状为圆形或不规则形状，边缘明显，就像长在皮肤里一样，不高出皮肤表面，用手按压也不会消退或扩散。这就是胎记，也称胎斑或青痣。

很多新手父母看到宝宝长有胎记，而且几个月了还不消退，就担心是宝宝的皮肤过敏或健康出现问题，也有的担心胎记不会消退而影响宝宝以后的生活。其实，宝宝长有胎记，是正常的生理现象，爸爸妈妈们不用过于担心。

这些颜色的胎记，父母要重视

一些胎记的出现可能与疾病有关，有的是伴随着神经系统疾病，有的是伴随着血管疾病。如果宝宝身上出现异常斑痕，父母要多加观察，及时带宝宝到医院就诊。

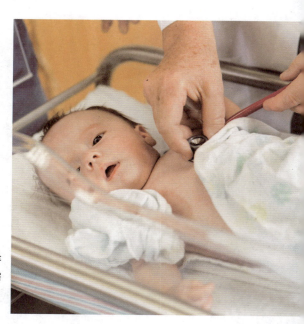

胎记大多数无损健康，只是影响美观罢了，并不一定需要治疗。

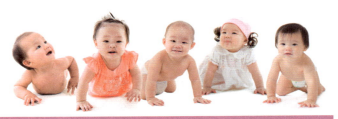

常见胎记与宝宝健康

胎记类型	详细说明
黑色胎记	• 有的宝宝身上会出现黑色胎记，如果无其他症状，通常问题不大； • 如果宝宝的身上出现大量的黑斑花纹，像线条状或旋涡状的大理石纹路，则有可能是皮肤疾病，或抽风、癫痫等疾病的征兆
白色胎记	有的宝宝身体上出现白色胎记，白斑往往呈椭圆形，像一片片树叶，有的则呈不规则的多边形。这类胎记也称色素脱斑，有可能是因为皮肤异常引起，也有可能是神经系统疾病导致的
红色胎记	• 有的宝宝前额或颈部出现红色胎记，这是由接近皮肤表面的微血管扩张所致，1 岁左右消失，不需要处理； • 面部血管痣是婴儿常见的良性血管瘤，看起来像红色胎记，它常长在宝宝面部的一侧，容易影响宝宝的眼、眉部位的神经血管，可影响到宝宝的眼部健康
棕色胎记	它的颜色就像咖啡里掺了牛奶，因而也称"咖啡牛奶斑"。棕色胎记和周围皮肤界限清楚，不凸起，不痛不痒，呈不规则的椭圆形状。宝宝身上出现一两块棕色胎记，通常影响不大。但是如果宝宝身上出现的棕色胎记超过 5 块以上，爸爸妈妈则要及时带宝宝到小儿神经科就诊
草莓状痣	草莓状痣也称草莓状血管瘤，主要表现为表面似草莓且凹凸不平。在宝宝 6 个月大的时候，草莓状痣可能长得比较大。出现这种症状时，爸爸妈妈不用过于担心，随着宝宝的长大，草莓状痣的颜色会逐渐变浅，甚至消失

新生儿皮疹，爸爸妈妈不要过分担心

育儿经历

宝宝出生10天，后背出现了好几片红斑样皮疹。刚晋升为妈妈的我居然忘了自己就是儿科医生，一时慌了手脚。同事看到我慌张的样儿，就先帮忙给做了检查。原来是宝宝被包得太严实，皮肤血管扩张而出现的红斑。我当时平静了下来，这种皮疹一般不用处理，把宝宝的襁褓松开，让皮肤透透气，几天后红疹就自然消失了。

新生儿为什么容易长皮疹

一些爸爸妈妈发现，新生儿在出生2~3天后，臀部、背部、肩膀等受压部位的皮肤出现红斑样的皮疹，有的一小块，有的几个小块融合成一大片。新生儿为什么容易长皮疹呢？

1 新生儿皮肤娇嫩，皮下血管丰富，如果包裹得太多，可使新生儿皮肤血管扩张，容易促使红斑性皮疹的发生和发展。我女儿出现皮疹即是这种原因。

2 新生儿皮肤角质层薄，在未出生之前，他生活的环境是子宫，因为有羊水的保护，皮肤得到很好的滋润，而出生之后，生活的环境相对干燥，再加上空气、衣服、护理用品等的刺激，皮肤就容易出现红斑性皮疹。

3 部分新生儿对母乳或配方奶过敏，或者受母体内分泌激素的影响，都有可能使宝宝出现红斑性皮疹。

宝宝长皮疹，爸妈怎么办

如果宝宝只是单纯出现皮疹，并没有哭闹、烦躁、发热等其他症状，一般不需要用药，爸爸妈妈无需过分担心。如果要用药，一定要在医生的指导下用药，切勿盲目用药，以免引起不良反应，对宝宝造成伤害。

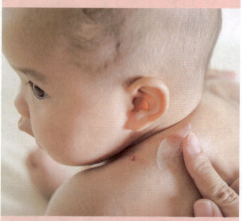

不要把宝宝包裹得太严实，也不要包得太厚，以宝宝的手、后背暖而无汗为宜。

给宝宝穿的衣服和包裹宝宝用的襁褓一定要选择纯棉材质的，而且要柔软、清洁、舒适。

宝宝出汗后要及时给宝宝更换衣物。

马牙不是病，千万不能挑破

有些细心的爸爸妈妈会发现，新生儿出生 3~5 天，他的牙床上或口腔顶部两侧有一些像米粒大小的白色颗粒，或乳黄色小硬块，这就是"马牙"。马牙常见于新生儿或 1~2 个月的婴儿牙槽嵴的黏膜上，它的形状、大小、结构都不像牙齿，也不能咀嚼食物。马牙对宝宝的身体没有害处，也不会影响正常牙齿的生长，一般会随着宝宝的进食、吮吸等摩擦自行脱落，一般不需要做特殊处理。

新生儿为什么会长马牙

马牙并不是真正的牙齿，而是牙齿发育过程中的一种特殊现象。那么，新生儿为什么会长马牙呢？牙齿的原始状态是牙胚，而牙胚是在牙板上形成的。乳牙胚发育到一定程度时，牙板就会破裂，部分被吸收，部分逐渐增生角质化，在牙床上形成小球状的白色颗粒，就是人们常说的"马牙"。

马牙不能挑破不能擦

有的爸爸妈妈看见宝宝长了马牙，担心影响宝宝牙齿的发育，就用针挑破，或者用粗布擦掉，这样做是不科学的。因为新生儿的口腔黏膜极为娇嫩，黏膜下血管丰富，而新生儿的免疫力极低，如果用针挑破马牙，或用粗布擦马牙，会导致宝宝的口腔黏膜损伤，细菌很容易从损伤的黏膜处侵入，引发感染。感染症状轻的宝宝可出现口腔黏膜局部出血或口腔炎，会影响到正常饮食；感染症状重的宝宝甚至可

患败血症，危及生命安全。

宝宝长马牙，可以这样护理

宝宝长了马牙，爸爸妈妈需要做的就是无视马牙的存在，注意宝宝的口腔清洁。给宝宝喂奶之后，擦净宝宝的口唇、嘴角、颌下的奶渍，保持宝宝的皮肤黏膜干净清爽；给宝宝喝一些温开水，有助于清洁宝宝的口腔。

有的宝宝可能因为马牙部位发痒、发胀而出现烦躁、吃奶时爱摇头的现象，爸爸妈妈不需要过度担心，马牙脱落后这些现象会自然消失。

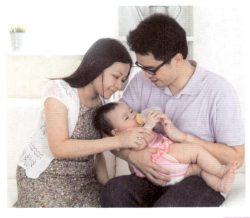

女宝宝"假月经"这样护理

有的爸爸妈妈在给出生 3~7 天的女宝宝换尿布时，会发现宝宝的阴道里有血性分泌物，量不多，同时宝宝也没有其他不适症状。这是新生女宝宝的一种正常生理现象，称为"假月经"。

"假月经"是怎么一回事儿

女宝宝出现"假月经"，跟雌激素有密切的关系。宝宝出生前，在子宫里获得妈妈的雌激素，雌激素有刺激女宝宝生殖道黏膜增殖、充血的作用。出生后，宝宝从妈妈身体获得雌激素的来源中断，体内雌激素浓度会突然急剧下降，一般在出生后 3~5 天内可以降到最低浓度。这时，雌激素对生殖道增殖、充血的支持作用也随之中断，原来增殖、充血的子宫内膜随之脱落，从而使女宝宝从阴道排出少量血液和一些血性分泌物，出现了类似于"月经"的生理现象。

宝宝"假月经"，妈妈要勤洗勤换尿布

"假月经"一般出血量很少，经过 2~4 天后即可自行消失，不需要治疗。注意不能给女宝宝局部敷药，这样反而容易引起感染。对于阴道流出的血液和分泌物，可以用消毒纱布或棉签轻轻拭去。如果宝宝阴道出血量、分泌物比较多，持续时间较长，则需要及时就医。

平时，给女宝宝用的尿布要吸水性强、透气性好，勤洗勤换，保持卫生。女宝宝大便后，爸爸妈妈要从前向后擦拭，然后为宝宝清洗外阴，并擦拭干净，避免粪便污染宝宝的会阴部。

> **贴心·提示**
>
> 有的新生女宝宝没有血液流出，而是出现类似于"白带"的分泌物，这也是因为受雌激素影响所致。出现这种现象时，一般不需要治疗，只需要勤换尿布，宝宝大便后清洗外阴，保持外阴清洁干爽即可。一般 2~4 天后会自然消失。但是，如果宝宝分泌的"白带"有异味，有可能是阴部感染疾病了，要及时就医。

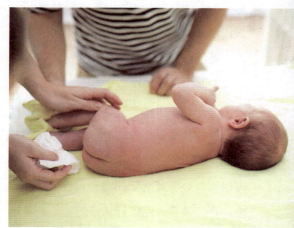

别把宝宝溢奶当成"吐奶"

门诊故事

业余时间上网的时候，常看到妈妈论坛里有新妈妈问有关吐奶的问题。有一位妈妈发贴说："给宝宝吃奶后，把宝宝放到床上，然后就看到奶从宝宝的嘴里流出来，刚开始以为是宝宝不舒服，但给宝宝量了体温，又全身上下检查了一遍，并没有发现有什么异常。"其实，这是宝宝溢奶了。溢奶是新生儿常见的现象，通常在喂奶之后给宝宝拍嗝，30分钟后再让宝宝平躺，就能减少溢奶现象。

溢奶和吐奶不要弄混了

很多新妈妈分不清溢奶和吐奶，凡是发现奶从宝宝嘴里流出，就以为是吐奶，变得十分紧张。溢奶、吐奶都是新生儿的常见现象，但是两者还是有区别的。

1 溢奶是因为宝宝贲门松弛，在体位不当、胃部受压的情况下，胃里的奶液会被动溢出，不是真正的呕吐。吐奶可能是因为喂奶次数过于频繁、喂奶量过多、吃奶过急过快、宝宝咽下过多空气等造成的，也有可能是因为宝宝身体不适而导致的呕吐。

2 一般溢奶的量相对较少，从嘴角溢出。而吐奶是比较严重的呕吐，奶量比较多，有时候呈喷射状。

新生儿溢奶、吐奶虽然是正常现象，但经常溢奶、吐奶，宝宝也会觉得不舒服，同时也会影响到宝宝的营养吸收，故而爸爸妈妈要采取措施预防宝宝溢奶、吐奶。

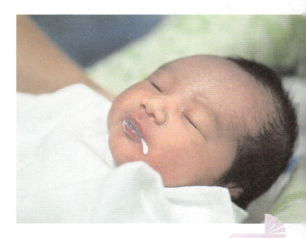

喂奶时这样做，宝宝不吐奶、不溢奶

喂奶前，给宝宝换好尿布；喂奶后，尽量少移动宝宝。

应在宝宝安静的时候喂奶，不要在宝宝大哭大闹的时候喂奶，以免宝宝吸入过多空气引起吐奶。

给宝宝喂奶的时候，如果奶流过急，可用拇指、食指分别放在乳头上、下方，适当按住或夹住乳房以控制奶流速度，避免宝宝因吃奶过急而导致吐奶。

如果给宝宝喂配方奶，要选择合适的奶嘴，开口不要太大也不要太小，太大会使奶流速度过快，太小容易使宝宝吞咽过多的空气。选择奶嘴的方法：当奶瓶翻转时，如果有几滴奶液流出，而后开口闭合，表明奶嘴开口大小合适。

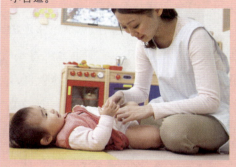

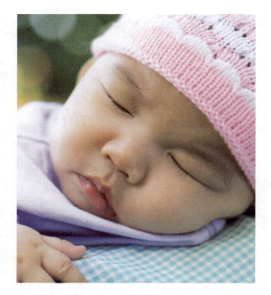

喂奶后这样做，宝宝不吐奶、不溢奶

喂完奶后，要给宝宝拍嗝。方法为：将宝宝竖直抱起，让他的头趴在妈妈的肩膀上，然后妈妈用手轻拍宝宝的背部，让宝宝将胃里的空气排出。

给宝宝喂完奶后，如果宝宝醒着，要在30分钟后再让宝宝平躺。如果宝宝睡着了，需要将宝宝放下，可以用折叠好的毛巾将宝宝的头垫高，使宝宝的头高于胃部，可以有效防止宝宝在睡眠中溢奶或吐奶。

这种情况要去看医生

如果宝宝吐奶的次数太多，应及时带宝宝到医院诊治。胃食道逆流、胃和十二指肠交接的地方狭窄或是十二指肠狭窄等，都有可能导致宝宝反复吐奶。如果这些疾病得不到及时处理，很有可能引发其他严重后果。

贴心·提示

新生儿溢奶、吐奶是正常的生理现象，爸爸妈妈要准备好应对宝宝溢奶、吐奶的物品，如干净的纯棉毛巾、衣服等。宝宝溢奶、吐奶后，应先用干净的毛巾将奶擦干净，等宝宝不再溢奶、吐奶了，再给宝宝换下弄脏的衣服，并及时清洗，晾干备用。

频繁打嗝，其实只是空气到肚子里了

几乎每一个人都有打嗝的经历，特别是婴儿，经常出现打嗝的现象，有时候持续时间较长，爸爸妈妈就会担心宝宝是患了某种疾病。其实，这很有可能是因为吸入空气引起的。

婴儿为什么会打嗝

在人体的胸腔和腹腔之间，有一个像帽子似的肌肉膜，称为膈肌，将胸腔和腹腔分隔开。膈肌是人体腹式呼吸时的主要呼吸肌，膈肌收缩时，扩大胸腔，产生吸气；膈肌松弛时，胸腔减少容积，产生呼气。婴儿的呼吸模式是以腹式呼吸为主，是依靠膈肌的升降来完成"呼"与"吸"的。当婴儿吸入空气，可使膈肌突然收缩，引起迅速吸气，并发出奇怪的声音，这就是打嗝。

贴心·提示

如果经过正确的方法和努力，还是止不住宝宝打嗝，同时宝宝有食欲下降、体重减轻或反复呕吐的现象，要及时带宝宝去医院检查诊治。

吸入空气是婴儿打嗝的主要原因

原因分析	宝宝吃奶的时候，如果大哭大闹，吃得太急，就会吞入大量的空气，从而引起打嗝
预防方法	•喂奶后，妈妈应将宝宝竖着抱起来，轻轻拍宝宝的后背，让胃内的空气排出，减轻胃的膨胀，以预防打嗝； •平时给宝宝喂奶，要在宝宝安静时喂，千万不要在宝宝过度饥饿及哭闹厉害的时候喂奶
应对方法	•如果宝宝不停打嗝，妈妈可将宝宝抱起来，用手轻挠宝宝的耳朵或嘴巴，或者刺激宝宝的足部，一般宝宝发出哭声后，打嗝的现象就会自然消失； •也可以试着给宝宝听音乐，或者用玩具逗引他，使宝宝放松，缓解打嗝； •如果宝宝打嗝的时间较长或发作频繁，妈妈可给宝宝喂温开水，能有效缓解打嗝

其他引起打嗝的原因及应对措施

原因分析	宝宝肚子受寒，或者吃了生冷的食物，也可能引起打嗝
预防方法	注意给宝宝保暖，在给宝宝换尿布或衣服时，动作尽量快些，以防因着凉而打嗝
应对方法	宝宝打嗝后，妈妈可先将宝宝抱起，然后轻轻地拍打宝宝的后背，再给宝宝喂温开水，能缓解打嗝

宝宝鼻塞，不一定是感冒

鼻子是宝宝呼吸新鲜空气的主要通道，一旦发生堵塞，就会让宝宝呼吸困难，可能影响到进食。尤其是 1 岁以下的宝宝，如果鼻塞严重，吃奶的时候可能会哭闹、容易呛到，还有可能影响宝宝的睡眠。因此，如果发现宝宝鼻塞，爸爸妈妈就要想办法帮宝宝通畅鼻子。

引起宝宝鼻塞的原因有很多

感冒是导致宝宝鼻塞的常见原因，这是因为感冒时鼻腔分泌物增多，容易导致鼻子不通气。但是，宝宝鼻塞也不一定都是感冒引起的。

宝宝的呼吸系统尚未发育完善，鼻腔短小、鼻道较狭窄，几乎没有下鼻道，没有鼻毛，鼻黏膜脆弱且血管丰富，特别容易受到轻微感染、冷空气或异味气体等因素影响，而发生鼻黏膜充血肿胀和分泌物增多，进而出现鼻塞、流鼻涕的症状。粉尘、异味气体、房间不通风、妈妈在临产前服用利血平等药物，都可引起宝宝鼻塞。

不同因素引起的鼻塞，要"对症"处理

冷空气刺激

症状分析：气温降低，宝宝的鼻子受到冷刺激，可能会出现急性鼻黏膜水肿，引起鼻塞。鼻塞严重的时候，可表现为呼吸急促、呼吸困难。

应对方法：1. 给宝宝增添衣物，防寒保暖。

2. 注意室内通风换气，尽量将家中室温保持在 25℃ 左右，湿度保持在 60% 左右。

3. 如果宝宝鼻子里有鼻涕，可让宝宝自行擤出；年龄比较小的宝宝，可采用刺激宝宝鼻子，让他打喷嚏的方法，使鼻涕"喷"出来。

4. 按摩可以帮助宝宝通鼻，方法为：将拇指、食指分别放在宝宝的鼻翼两侧，然后自上而下轻轻按摩 3 分钟左右，再揉压鼻翼两侧 1 分钟。每隔 2~3 个小时做一次，有助于缓解鼻塞。

5. 给宝宝喝温热的开水，有助于通鼻。

鼻腔分泌物或鼻痂阻塞

症状分析：宝宝感冒后，鼻腔分泌物会增多，时间久了就会形成鼻痂，鼻痂黏附在鼻黏膜上而导致鼻塞。

应对方法：1.如果鼻痂就堵在鼻孔口，可用消毒棉签轻轻将其卷出；如果鼻痂在鼻腔较深处，先在宝宝的鼻孔内滴1~2滴母乳或温水，使鼻痂湿润软化，再轻挤鼻翼，可使鼻痂逐渐松脱，最后用消毒小棉签将鼻痂卷出。

2.也可以先让宝宝哭闹一会儿，泪液可浸湿鼻痂，使鼻痂变软，这时再刺激鼻道，使宝宝打喷嚏，就可能把鼻痂打出来，或打到前鼻孔，再用手轻轻把鼻痂拽出。注意如果鼻痂比较干硬，取出时有阻力，千万不要硬往外拽，以免损伤宝宝的鼻黏膜，导致鼻出血。

3.如果因为鼻炎而导致鼻塞，则需要在医生的指导下使用药物滴剂。

4.若鼻腔分泌物比较多，可用吸鼻器吸出分泌物，或者刺激宝宝鼻子，让宝宝打喷嚏，将分泌物排出。

贴心提示

宝宝鼻塞时，要弄清楚宝宝鼻塞的原因，然后再对症处理。切不可因为担心宝宝而滥用滴鼻药物，成人的滴鼻药物有可能会使宝宝的鼻腔受到伤害。

空气不流通

症状分析：房间里空气不流通，容易滋生致病微生物，而宝宝的鼻子比较"娇嫩"，容易被感染而出现鼻塞。

应对方法：1.开窗通风，保持室内空气清新，或者天气允许时，带宝宝到户外呼吸新鲜空气。

2.用棉签蘸红霉素眼膏，轻轻涂抹宝宝的鼻腔，可起到消炎作用。

另外，如果妈妈在临产前使用利血平等药物，可导致新生儿鼻塞。这种鼻塞是暂时性鼻塞，一般会自行消失，爸爸妈妈不用过于担心。

什么情况下的鼻塞应及时就医

鼻塞不是什么大问题，通常只要爸爸妈妈细心护理，基本上都能缓解和痊愈。但是，鼻塞的同时还伴有以下症状，则需要及时带宝宝就医。

宝宝流鼻涕多，鼻涕颜色澄清，有可能是伤风感冒了，应及时就医。

如果宝宝一侧鼻腔流出的鼻涕有臭味，或者带有血丝，鼻子里很可能有异物。

使用正确的方法处理，但宝宝的鼻塞长时间得不到缓解。

宝宝精神差，有发热、咳嗽等症状。

打喷嚏，不要轻易与感冒画等号

很多爸爸妈妈对宝宝的健康过于紧张，宝宝一打喷嚏就以为是感冒了，赶紧抱着宝宝往医院跑，或者是立马给宝宝吃感冒药。其实，宝宝打喷嚏不一定就是感冒了。

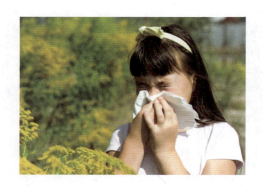

打喷嚏是宝宝的自我保护	宝宝的鼻黏膜非常敏感，打喷嚏有助于将宝宝鼻子内的异物排出，还可以防止灰尘进入宝宝的呼吸道，所以宝宝偶尔打喷嚏是有益于健康的
新生儿适应环境时也会打喷嚏	细心的爸爸妈妈会发现，宝宝刚出生的头几天，会常打喷嚏。这是因为宝宝刚从密封、与外界不接触的子宫里出来，自然界的温度、湿度发生任何改变，都可刺激鼻黏膜，诱发新生儿打喷嚏。新生儿适应外环境有一个过程，一般到出生三四个月后逐渐稳定，常打喷嚏的现象会慢慢减少。对这种类型的打喷嚏，一般不需要处理
光线刺激也会使宝宝打喷嚏	有的宝宝对强烈的光线非常敏感，当突然到比较亮的地方时，眼睛和鼻部的神经受到光的刺激，也会打喷嚏。等宝宝适应光线的强度后，打喷嚏会减少或消失
穿衣服少或出汗后宝宝易打喷嚏	如果宝宝因为衣服穿少了受凉，或者出汗没有及时换下湿衣服受凉也会打喷嚏，这种情况下只要及时添加衣服或换下汗湿的衣服就能改善
溢奶也会使宝宝打喷嚏	有的时候，宝宝溢奶，奶反流至鼻腔中，也可引起打喷嚏
宝宝持续打喷嚏可能是过敏	宝宝持续打喷嚏，可能是对周围环境中的花粉、尘螨、宠物皮屑等过敏，只要离开过敏原，打喷嚏就会不治自愈
天气干燥时宝宝会打喷嚏	天气干燥也会让宝宝打喷嚏，这时可用棉签蘸取适量红霉素眼膏，涂抹在宝宝的鼻腔，可以起到消炎、滋润鼻腔的作用，有效减少打喷嚏现象
宝宝感冒了打喷嚏，要及时处理	如果宝宝不仅打喷嚏，还伴有咳嗽、发热、流鼻涕等症状，就可能是感冒了。这时爸爸妈妈要及时带宝宝就医，在医生的指导下正确用药

宝宝脱皮，要"对症"护理

爸爸妈妈给宝宝洗澡或换衣服的时候，会发现宝宝的皮肤有脱皮的现象，特别是手、脚部位的脱皮最为明显。有的爸爸妈妈担心宝宝得了皮肤病。其实，宝宝脱皮可能是正常的生理现象，也可能是因为天气干燥、汗液过多、皮肤病等引起，需要结合具体的症状诊断。

新生儿脱皮及护理

症状分析：新生儿在出生 2~3 天后，腕关节、踝关节等褶皱部位以及胸背、四肢可能出现脱皮的现象。这是因为宝宝出生前生活在子宫里，环境非常湿润，出生后一下子转变为相对干燥的环境，加上新陈代谢旺盛，表皮角化层会随皮屑脱落而出现脱皮的现象。另外，新生儿皮肤表皮与真皮之间的组织不够紧密，细嫩松软，给表皮脱落"营造"了很多机会。

应对方法：1. 宝宝脱皮期间，爸爸妈妈要细心护理宝宝的皮肤，可涂抹一些润滑滋润的油脂，以防干燥，出现小裂口。

2. 宝宝的衣服、被褥、毛巾等用品一定要用纯棉材质的，化纤制品容易引起过敏，过敏也会导致脱皮。

幼儿脱皮及护理

剥落性脱皮

症状分析：多出现在夏、秋季节，与夏、秋季节天气干燥、人体水分流失较多有关。主要表现为皮肤脱落，没有红疹、瘙痒等症状。

应对方法：1. 告诉宝宝，脱皮是自然生理现象，要让脱皮自然脱落，不要去抠，以免动未脱落的皮肤而造成损伤。

2. 出现脱皮后，要尽量让宝宝少接触碱性物质，碱性物质会加重脱皮现象。

3. 给宝宝选择的香皂或洗手液要温和，同时给宝宝涂抹儿童专用润肤霜。

干燥性脱皮

症状分析：如果给宝宝使用的香皂、洗手液碱性较强，会使宝宝的皮肤干燥而出现脱皮，同时还可伴有皮肤干裂的现象。

应对方法：1. 重在预防，给宝宝选择的香皂、洗手液性质要温和，平时最好用清水给宝宝洗手。

2. 宝宝洗手后要及时擦干，并涂抹儿童专用润肤霜。

汗疱疹性脱皮

症状分析：夏季天热，宝宝出汗多，或者冬天父母怕宝宝着凉，给宝宝穿很多衣服，甚至戴上手套以及穿上很厚的袜子，使宝宝手脚很容易出汗。如果不及时给宝宝更换汗湿的衣物、鞋袜，很容易使宝宝患上汗疱疹性脱皮，主要表现为手脚长红色水疱，并伴有剧烈的瘙痒。

应对方法：1. 重在预防，及时给宝宝更换汗湿的衣物、鞋袜，使宝宝手脚保持干燥。

2. 当宝宝出现汗疱疹性脱皮时，爸爸妈妈应避免宝宝抓挠，会越挠越痒，而且会加重脱皮症状，并及时带宝宝就医，在医生的指导下用药。

3. 让宝宝患有汗疱疹性脱皮的部位少接触水，尤其不能接触碱性较强的香皂水、清洁剂、洗衣粉等，以免刺激皮肤，导致疼痛。

4. 不要给宝宝吃辛辣刺激的食物，可适当多吃冬瓜、红豆、豆腐、薏米等有助于祛湿气的食物。

 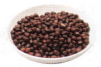

贴心提示

有些脱皮是由鱼鳞病、湿疹、脂溢性皮炎等疾病引起的，爸爸妈妈要注意仔细观察，发现异常情况，应及时就医。切不可盲目用药，应配合医生找到宝宝脱皮的原因，在医生的指导下对症用药。

维生素 A 缺乏性脱皮

症状分析：维生素 A 是一种脂溶性维生素，可有效保护皮肤的表层。宝宝若缺乏维生素 A，也有可能导致皮肤干燥、脱皮，时间长了还可导致皲裂。

应对措施：1. 保持皮肤滋润，多给宝宝涂抹儿童专用润肤霜。

2. 让宝宝适当多吃富含维生素 A 的食物，如动物肝脏、蛋黄、牛奶、奶酪、鱼类、贝类、胡萝卜等。

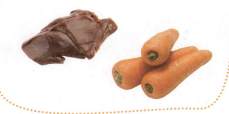

接触性脱皮

症状分析：宝宝好动、好奇心强，缺乏自我保护意识，喜欢到处摸、抓，当接触到粗糙的东西、玩具表面的化学物质、过敏原等，都有可能对宝宝的手部皮肤产生刺激和伤害，导致脱皮。

应对方法：1. 预防为主，提高宝宝自我保护意识，减少宝宝与过敏原的接触。

2. 当出现接触性脱皮时，要及时带宝宝就医，在医生的指导下用药。

3. 居家护理时，要告诉宝宝抓挠的不良后果，减少宝宝抓挠；保持脱皮部位的皮肤清洁干爽，不要用刺激性的香皂水、洗手液等给宝宝洗手。

宝宝枕秃，不一定是缺钙

淘淘是一个5个月大的男孩，平时吃得香、睡得好，但他却成为我的"病人"——淘淘妈妈发现淘淘后脑勺一圈头发明显减少，认为是缺钙。经过检查，我发现淘淘并没有缺钙的症状，于是让淘淘妈妈回去检查淘淘用的枕头是不是过硬，如果是就给淘淘换软一点儿的枕头。

宝宝枕秃的原因

宝宝的后脑跟枕头接触的地方，出现一圈头发稀少或没有头发的现象，就是枕秃。很多爸爸妈妈一看到宝宝枕秃，就以为宝宝缺钙，于是给宝宝盲目补钙。其实，宝宝枕秃不一定是缺钙。

大部分宝宝都是仰卧睡姿，再加上一天24个小时大多数时候都是在枕头上躺着，头部与枕头接触的地方容易出汗而使宝宝觉得头部发痒。但是，宝宝还不知道用手去挠痒，只能通过左右摇晃头部来"止痒"，这样经常摩擦，后脑的头发就容易被磨掉，从而出现枕秃。

宝宝使用的枕头、竹席等过硬，也有可能使宝宝的头发被磨掉，形成枕秃。

宝宝枕秃，并伴有睡眠不安、容易惊醒、精神兴奋、与温度无关的多汗等症状，说明宝宝缺钙。这种类型的枕秃即是由缺钙引起。

如何预防宝宝枕秃

1 尽量保持室内温度适宜，如果室内温度过高，容易使宝宝头部出汗，后脑与枕头接触的地方会因为出汗而闷热潮湿，让宝宝感到不舒服而来回摩擦。

2 给宝宝选择透气、柔软适中的枕头。如果宝宝出汗多，枕头被汗浸湿，要及时更换枕头，并保持宝宝的头部干净、清爽。

3 经过医生诊断，若是因为缺钙引起的枕秃，应在医生的指导下给宝宝补钙，可给宝宝口服钙剂，具体的用法用量医生会结合微量元素检测结果、骨密度检查结果以及宝宝的症状来判断，爸爸妈妈切不可盲目给宝宝补充钙剂。另外，天气好的时候多带宝宝到户外晒太阳，可补充维生素D，促进身体对钙的吸收。冬天天气寒冷，宝宝外出的机会较少，可在医生的指导下给宝宝服用鱼肝油。

宝宝突然变得安静或爱哭闹，有可能是生病了

3岁的静静平时很好动，浑身有使不完的精力。但是，有一天静静突然安静了下来，精神也很萎靡，她妈妈一摸她的额头，发现很烫。于是静静妈妈赶紧给她量体温，竟然烧到39℃！静静妈妈给她吃了泰诺林，赶紧带她来医院看病。

宝宝突然变得安静是有原因的

很多宝宝像静静一样，健康的时候可以说是不折不扣的"捣蛋鬼"，除了睡觉一天几乎都在运动。如果好动的宝宝突然变得安静，很有可能是因为身体不舒服。

人生病的时候，身体为了抵抗疾病和进行自我修复，会暂时性抑制部分机能，所以宝宝生病的时候常会出现精神萎靡、睡得多、食欲下降等现象。当活泼好动的宝宝突然不爱动了，也不爱笑了，爸爸妈妈就要仔细观察，看宝宝是不是生病了。

宝宝变得爱哭闹，也有可能是生病的前兆

有的宝宝生病了，可能会变得烦躁不安，甚至是哭闹。比如宝宝患上小儿急性肠套叠，会因为疼痛而哭闹不止。因此，当宝宝出现哭闹，而且哭声无力，爸爸妈妈怎么安抚都不能让他停止哭闹时，就要注意了，对待宝宝要有足够的耐心，仔细观察宝宝是否伴有出汗多、脸色苍白、手脚发凉等异常症状，并及时就医。

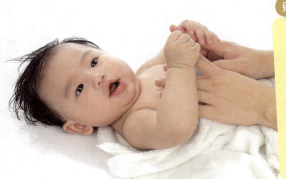

贴心·提示

虽然宝宝"捣蛋"让爸爸妈妈头疼不已，但如果宝宝太安静，也不一定是好事儿。宝宝太安静，活动少，面部表情少，吃奶吮吸力不够强，很少哭闹等，有可能是体质差、身体发育不良的表现，也有可能是先天性发育不良。当宝宝太安静时，爸爸妈妈要注意观察，并及时带宝宝到医院检查。

食欲不振，宝宝可能是"有病"了

平时胃口不错的宝宝突然变得不爱吃饭，或者宝宝突然很抗拒吃奶，有可能是因为身体不舒服而导致的胃口不佳；宝宝经常吃零食，也会影响到正餐，使宝宝的胃口变差……当爸爸妈妈发现宝宝的胃口不好、食欲下降，需要及时查找原因，并采取相应的措施去改善。

宝宝生病，食欲不振是常见症状

人生病的时候，身体会进行自我调整和修复，其中某种机能就可能被抑制，如果消化机能被抑制就会导致食欲不振。另外，疾病本身也会影响到消化功能，使人没有胃口吃东西。因此，当宝宝不舒服时，常会伴有不同程度的食欲不振。引起宝宝食欲不振的最常见因素是感冒、发热以及胃肠道疾病等。

应对方法： 宝宝生病了，除了食欲不振，还常伴有精神萎靡、不爱动等症状，爸爸妈妈应及时带宝宝就医。宝宝生病期间，给宝宝安排的饮食要清淡、容易消化。

宝宝胃口不好，有可能是缺锌

缺锌会影响到舌黏膜的功能，从而使味觉敏感度下降，使宝宝胃口变差，不爱吃饭。

应对方法： 定期为宝宝体检，可及时发现宝宝健康和营养方面的问题。缺锌在早期无明显症状，需要依靠检测来确定。如果宝宝缺锌，需要让宝宝多吃富含锌的食物，如贝类、瘦肉、动物肝脏、奶制品、紫菜等。同时，在医生的指导下给宝宝补锌。

给宝宝吃太多零食也会影响到胃口

如果宝宝吃太多高热量、高糖分的零食，就会有饱腹感，从而影响正餐，出现食欲不振的现象。

应对方法： 在进餐前半小时，不要给零食，尤其是甜度过高的蛋糕等甜食，对于所谓的"垃圾食品"尽可能严格控制。平时多变化食物花样，培养宝宝进食的兴趣。

情绪不好也会影响胃口

如果父母总是强迫宝宝吃饭，会让宝宝对吃饭产生厌恶感。宝宝受到委屈，或者到新的环境后不适应等，都有可能使宝宝情绪受到困扰而食欲不振。

应对方法： 宝宝如果突然变安静或者爱发脾气，爸爸妈妈要多引导宝宝正确梳理、宣泄情绪。另外，爸爸妈妈应避免在餐桌上对宝宝进行批评教育，要努力营造一个温馨的就餐氛围。

宝宝"眼屎"多，不一定是上火

门诊故事

4岁的天天有一阵眼睛分泌物有点多，早上起床时眼角还粘有一些干燥了的分泌物，白天的时候也有眼屎堆在眼角，而且眼睛还有点儿红。天天妈妈以为是上火，就给天天喝菊花茶，结果眼屎多的情况没有得到缓解，眼睛反而越来越红。来医院诊断后才发现是结膜炎，并非是上火，滴了一段时间的眼药水才痊愈。

宝宝眼屎突然变多，是由多种原因造成，如上火、眼睛发炎等，这就需要爸爸妈妈仔细观察区分，必要时带宝宝去医院治疗。

胎脂

症状分析： 宝宝刚出生时，眼睛上如果有一层灰白色的东西，就是胎脂，胎脂具有保护皮肤和防止散热的作用，常被误认为是"眼屎"。

应对方法： 平时用温的湿毛巾轻轻擦拭，保持清洁即可；这层胎脂会慢慢地被人体自行吸收，不能随便擦除。

睫毛刺激

症状分析： 有的宝宝在出生后2~3个月的时候，早上醒来眼睛上可能会有些眼屎，这是眼睫毛向内生长、眼球受到刺激导致的。

应对方法： 一般1岁左右，宝宝的眼睫毛自然会向外生长，眼屎会逐渐减少，这种情况不用治疗；平时护理宝宝时，妈妈用棉签蘸温水，或者用温的湿毛巾，从宝宝的内眼角向外眼角轻轻擦拭干净。

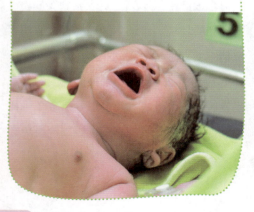

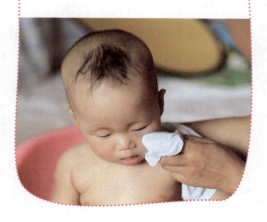

平时应注意观察宝宝的眼睛，如发现有较多分泌物，应对症处理。

上火

症状分析：宝宝胃里有积热，一觉醒来，眼睛周围有眼屎，而且还是大片大片的，很黏，有时候连眼睛都睁不开。有时还伴有怕热、容易出汗、大便干燥的症状。

应对方法：用柔软的纱布蘸温水后，轻柔地为宝宝擦拭掉眼屎，然后再涂抹红霉素眼膏；改变不良饮食习惯，多让宝宝喝水，吃新鲜的蔬菜、水果，少吃高热量食物。

泪囊炎

症状分析：排泄泪液的泪道、鼻泪管堵塞，可使泪眼和细菌积聚在位于内眼角皮肤下的泪囊里，从而继发感染，使眼睛分泌物增多。

应对方法：在医生的指导下用药；可从宝宝的鼻根往鼻头方向轻轻按摩，有助于疏通鼻泪管。

结膜炎

症状分析：新生儿患有结膜炎，可出现眼睛分泌物增多、眼睑结膜充血等结膜炎症状。若是严重的细菌感染，则分泌物增多、泪水增多、眼球充血等症状会更明显，还可导致眼睑皮肤红肿。

应对方法：保持宝宝的眼睛清洁；在医生的指导下用抗生素眼药水和红霉素眼膏。

留意疾病先兆：流鼻涕、口臭和便秘

一些疾病在发生前会在身体上出现"蛛丝马迹"，爸爸妈妈及时发觉、正确处理，就能帮助宝宝提高免疫力，让宝宝少生病。

流鼻涕

可能要感冒了

症状分析：1. 人的鼻孔里有一层黏膜，平时流的鼻涕就是由它制造的。如果有细菌或病毒入侵捣乱，就会引起鼻黏膜发炎，充血肿胀，流出许多鼻涕。如果宝宝穿衣合适，却无缘无故地流起鼻涕，这很有可能是感冒的前兆。

2. 有的宝宝是过敏体质，如果生活的环境中出现较多的过敏原，宝宝的鼻子就会过敏，产生大量鼻涕。

应对方法：1. 可以用蒜、醋等食物的气味刺激宝宝，让宝宝打喷嚏，打喷嚏有助于把病菌排出体外。

2. 把金霉素眼膏挤在医用棉签上，给宝宝涂抹鼻孔，能起到消炎、保护鼻黏膜的作用。

3. 不在室内放产生念珠菌的花草，清理、消毒容易贮存螨虫的地毯、布艺装饰和丝织品，尽量减少或清除宝宝周围的过敏原。

口臭

上火，也有可能是鼻炎

症状分析：1. 宝宝吃多了，或者消化不好，容易使肠胃积热，导致上火，出现口腔异味，这种异味多是食物腐烂的味道，发酸发臭。

2. 鼻窦平时是口朝上开的，当宝宝躺下的时候，鼻窦口是朝下开的，于是鼻窦里面的鼻涕就会向下流，流到嗓子里。鼻炎病灶处往往有化脓溃疡发生，因而留到口腔里的鼻涕多伴有炎症，有臭味。当宝宝喝水把嗓子里的鼻涕冲下去，或是刷牙时把口腔里的鼻涕漱尽，臭味就消失了。因此，如果宝宝早上有口臭，喝水或者刷牙后臭味消失，很可能是患了鼻炎或慢性鼻窦炎。

应对方法：1. 对于肠胃积热引起的口臭，关键在于消食化积，多让宝宝吃芹菜、空心菜、莴笋、苹果、火龙果等润肠通便的食物。只要大便通了，口臭就能得到很好的缓解。

2. 对于鼻炎或慢性鼻窦炎引起的口臭，要让宝宝多喝水，同时在医生的指导下清洗鼻子，或者服用药物。也可以用金霉素眼膏涂抹鼻腔，能起到消炎的作用。

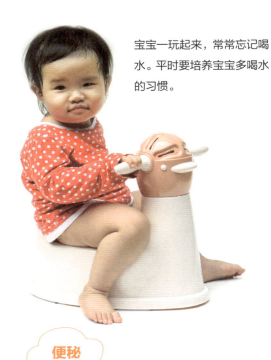

宝宝一玩起来，常常忘记喝水。平时要培养宝宝多喝水的习惯。

贴心·提示

宝宝便秘，爸爸妈妈看着心疼，就给宝宝用开塞露。开塞露可以用，但长期使用开塞露会造成药物依赖，而且开塞露对宝宝的肠胃有一定刺激，可能有腹泻、痉挛性腹痛等不良反应。宝宝发生便秘后，爸爸妈妈要在医生的指导下用药，并注重改善宝宝的饮食，帮助宝宝养成良好的生活习惯。

便秘

万病之源

症状分析：1.宝宝便秘，会影响到宝宝的消化功能，使宝宝腹胀、食欲不振。

2.粪便久积于肠道，就会再次发酵，产生大量有毒物质，如不能及时排出体外，可导致宝宝生病，还会影响宝宝的生长发育。

应对方法：1.宝宝发生便秘与脾胃功能虚弱、饮食过于精细有关，爸爸妈妈要注意保护宝宝的脾胃，平时给宝宝准备的食物要尽量温热，食物搭配均衡，多给宝宝吃富含膳食纤维的食物，少给宝宝冷饮、冷食、碳酸饮料、甜点等食物，以免加重宝宝的肠胃负担。

2.适当给宝宝补充肠道益生菌，酸奶里面含有丰富的肠道益生菌，益生菌能够帮助肠道蠕动，从而使大便通畅。

3.让宝宝养成爱喝水的好习惯，要时不时给宝宝补充水分，不要等到口渴才喝水。

4.帮助宝宝养成定时排便的习惯。

5.如果宝宝长期便秘，要注意是否存在蛋白质过敏的现象（主要过敏原是鸡蛋和牛奶），因为对蛋白质过敏容易导致大便干结而引起便秘。

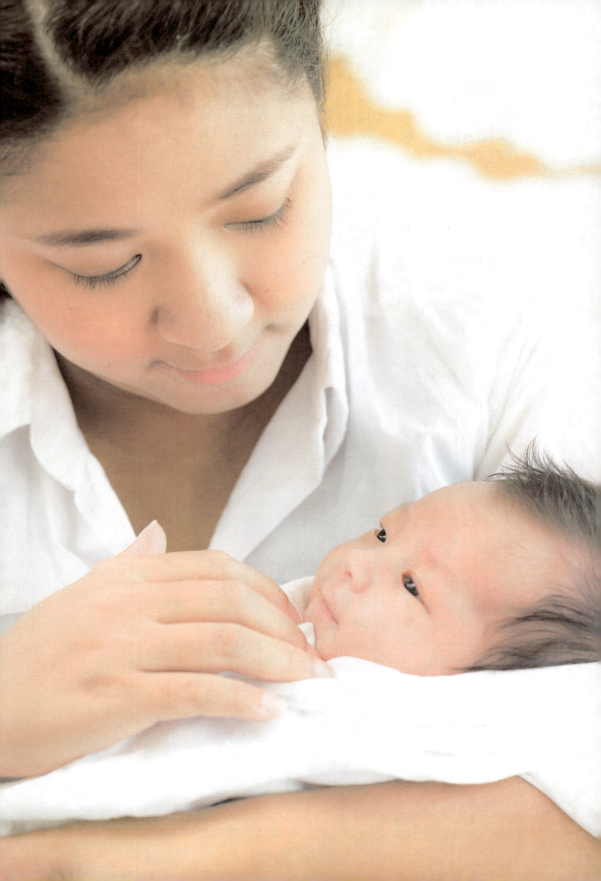

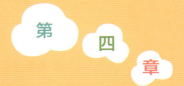

第 四 章

当儿科医生妈妈
遇到宝宝生病

再没有比宝宝生病更让爸爸妈妈担心的事了。宝宝生病时,爸爸妈妈一定要学会正确的护理,因为好的护理能促进宝宝恢复健康,而错误的护理可能会加重宝宝的病情。尿布疹、感冒、发热、腹泻……本章将告诉爸爸妈妈们,面对常见的儿科疾病,应怎样护理不舒服的宝宝,以帮助宝宝茁壮成长。

新生儿黄疸不可小·瞧

有一个刚出生10天的宝宝来就诊了，原因是宝宝的黄疸总是不退。年轻的父母十分着急，检查之后，我发现宝宝的血清胆红素升高小于221毫摩/升，宝宝也没有其他的不适症状。我告诉宝宝的爸爸妈妈，先不要着急，检查显示宝宝的黄疸属于生理性黄疸，黄疸持续的时间可长可短，长的可能会3~4周。

新生儿黄疸指的是新生儿在出生后一周内出现的皮肤黄染现象。新生儿黄疸可能是生理性的，也可能是病理性的。不同类型的黄疸，对身体的影响程度不同，治疗的方法也不一样。当新生儿出现黄疸时，爸爸妈妈要仔细观察。

生理性黄疸

症状分析

生理性黄疸一般在新生儿出生2~3天开始出现，然后逐渐加重，在第4~6天达到高峰，以后逐渐减轻。足月出生的新生儿生理性黄疸通常在产后7~14天逐渐消退，早产儿多在出生后3周消退。生理性黄疸主要与两个因素有关。

1 新生儿血液中的红细胞过多，而且这类红细胞寿命短，容易被破坏，造成胆红素生成过多而出现黄疸。

2 新生儿肝脏功能尚未完善，参与胆红素代谢的肝脏酶的量较少，且活性较差，使胆红素代谢受限制，不能及时排出体外，故而使新生儿出现黄疸现象。

判断方法

生理性黄疸的程度较轻，皮肤呈淡黄色，黄疸出现的部位多为面部和上半身。同时，身体并没有其他不良症状，新生儿的体温、食欲、大小便颜色、生长发育等都很正常。

化验血清胆红素，足月儿低于221毫摩/升，早产儿低于257毫摩/升。

应对方法

生理性黄疸通常会自行消退，不需要特殊处理。

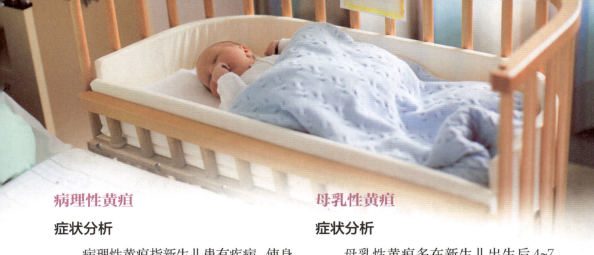

病理性黄疸

症状分析

　　病理性黄疸指新生儿患有疾病，使身体里的胆红素代谢出现异常，还会使生理性黄疸明显加重。

判断方法

> 病理性黄疸出现的时间要比生理性黄疸早，在新生儿出生 24 小时内出现。

> 病理性黄疸的程度较重，呈较为鲜亮的黄色，包括四肢在内的皮肤，甚至手心、脚心都是黄的，尿也是黄的，会染黄尿布。

> 病理性黄疸消退超过 2 周，或者消退后，可再次出现。

> 如果宝宝大便呈陶土色，应考虑病理性黄疸，多由先天性胆道畸形所致。

> 新生儿出现精神状态欠佳、吃奶不香、吮吸无力，甚至抽风等症状，一般是病理性黄疸。

> 检查血清胆红素时，病理性黄疸的足月儿胆红素超过 221 毫摩／升，早产儿超过 257 毫摩／升，或上升过快，每天上升超过 85 毫摩／升。

应对方法

　　当新生儿出现以上任何一种症状时，一定要及时就医，及早治疗。

母乳性黄疸

症状分析

　　母乳性黄疸多在新生儿出生后 4~7 天出现，2~4 周达到高峰，一般持续 3~4 周，第二个月逐渐消退，少数可延至第三个月才消退。

判断方法

> 判断母乳性黄疸，首先要排除病理性黄疸。

> 黄疸期间若停喂母乳 3~4 天，黄疸明显减轻，若再以母乳喂养，黄疸继而加重，但不会达到原来的严重程度。

> 黄疸程度以轻度（血清胆红素小于 205 毫摩／升）至中度（205~342 毫摩／升）为主，重度（大于 342 毫摩／升）较为少见。

应对方法

1　母乳性黄疸与肠道重吸收胆红素有关，因此要多给新生儿补充水分，预防新生儿便秘。

2　密切观察新生儿胆红素升高情况，如果胆红素升高至 216~273 毫摩／升时，要暂停母乳喂养 48~72 小时，改为配方奶。暂停母乳喂养后，胆红素水平降至正常范围，便可恢复母乳喂养，此时胆红素有轻微升高，而后逐渐下降。

新生儿脐炎大意不得

脐带是妈妈供给胎儿营养、胎儿排泄废弃物的通道，宝宝出生后，脐带的使命结束，会被结扎、剪断。断脐后，脐带残端会逐渐干枯变细，慢慢变为黑色，一般宝宝出生后3~7天脐带脱落。但是，如果断脐后护理不当，就有可能使脐部感染细菌而出现脐炎。

新生儿脐炎"发展"3步曲

第1步

宝宝的脐带长时间未脱落，根部发红，或者脱落后，伤口迟迟不愈合，脐窝湿润、流水，这是脐炎的最初症状。

第2步

脐周围皮肤发生红肿，脐窝有黏液或脓性分泌物，有臭味。

第3步

脐部脓肿，波及大部分腹壁，同时宝宝有哭闹、高热、拒食、呕吐等症状。

如果宝宝脐带超过2周仍未脱落，要仔细观察宝宝脐带的情况，如果没有出现上述症状，爸爸妈妈就不要太过担心，注意加强对宝宝脐带的护理即可。

做好3点，预防新生儿脐炎

1 勤换尿布，防止尿液污染：给宝宝使用尿布时，注意尿布不要遮盖宝宝的脐部。宝宝排尿、排便后，爸爸妈妈要及时给宝宝更换尿布，以防脐部感染。尤其是男宝宝，常可出现尿布前端尿湿的情况，更要注意及时更换。

给宝宝挑选的纸尿裤，大小要合适，不要使纸尿裤的腰际刚好与脐部平行，以免宝宝做蹬腿、伸懒腰等动作时，产生摩擦而造成脐带根部破皮、出血。

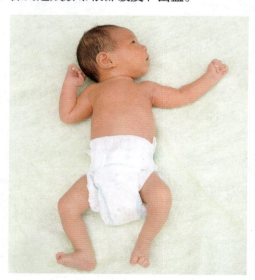

2 **保持脐部干燥、清洁：**爸爸妈妈给宝宝洗澡时，可用手捂住宝宝的脐部，减少脏水对其的污染。洗完澡后，应用消毒纱布或棉签将脐部的水分吸干。严禁将痱子粉或爽身粉撒在宝宝的脐部及周围。

3 **对脐部消毒：**每天用消毒棉签蘸取75%的酒精，对脐带根部进行消毒，上午、下午各1次。擦洗脐部时，要环形擦洗，由内向外，一次完成，不要用一根棉签反复涂擦。

脐带脱落后，也需要轻轻拨开脐孔，用酒精棉球消毒脐窝，保持干燥。

有的爸爸妈妈给宝宝擦洗肚脐时，只是在血痂表面涂抹几下，这样并不能达到消毒的目的。

脐炎居家护理方法

当发现宝宝的脐部发炎，最好是及时就医，在医生的指导下用药。居家护理时，要注意以下事项。

当宝宝的脐部略有红肿，或有少量黏液渗出时，可用消毒棉签轻轻擦掉渗出物。如果宝宝的脐带还没有脱落，可以一并清洁。然后用3%过氧化氢清洗宝宝的脐部，再用卫生棉球蘸取75%的酒精湿敷脐部，每天2次。

贴心·提示

不可使用龙胆紫、红汞等有颜色的药物涂抹脐部，这些药物的颜色可影响对脐部的观察。也不要用松花粉、爽身粉等药物敷脐部，这些粉状物的刺激可引起脐部慢性炎症而形成肉芽肿，不易愈合。

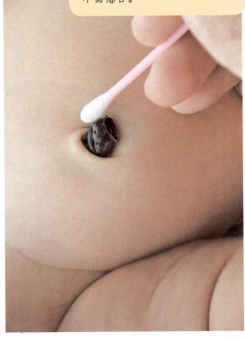

新生儿结膜炎别用热水敷

一位妈妈在网上发贴询问：我宝宝出生的时候，因为羊水混三度而眼部感染，医生说是新生儿结膜炎。我给宝宝点了不少眼药水，红霉素眼膏也试过，以前流眼屎，现在眼泪流出来后慢慢形成脓性的分泌物。这种情况怎么护理？很着急。

医生诊断为新生儿结膜炎后，这位妈妈帮助宝宝进行了一段时间的治疗，宝宝的病情仍未痊愈，与用药不当、病情发展后用药未调整等有关，这种情况应及时就医，在医生的指导下用药，而不是自己盲目用药或根据网上"过来人"的经验来用药。

那么，这位妈妈所说的新生儿结膜炎到底是怎么一回事儿呢？

初步了解新生儿结膜炎

新生儿接触外界的第一个世界，实际上是母亲的产道。平时，生殖道中虽然有各种各样的细菌，但这些细菌之间保持着某种平衡，对母亲是不致病的。即使是某些致病菌如金黄色葡萄球菌、大肠杆菌，甚至淋球菌、支原体和衣原体，在阴道中都可以存在，很多人并没有什么感觉。但新生儿接触这些细菌后，由于基本上没有什么抵抗力，很容易被感染，发生新生儿眼结膜炎。除了产道外，母亲或者与宝宝接触人员的手和毛巾不洁，也是导致新生儿眼结膜炎的重要原因。

新生儿结膜炎的主要症状

结膜炎的主要表现就是眼屎多。

1 细菌性结膜炎是宝宝眼部感染淋球菌、链球菌等细菌所致。细菌感染潜伏期比较短，一般为 12~48 小时，发病早，出生后 2~3 天较重，出现眼睑水肿、结膜充血、眼屎多呈脓性等症状，严重的可导致宝宝睁眼困难。

2 衣原体结膜炎一般发病较晚，在宝宝出生后 5~14 天发病，感染多由分娩前和分娩过程中阴道分泌物污染引起。发病后，宝宝的眼屎会在数周、数月后自行消失，结膜不留疤。在宝宝出生后点红霉素眼药水，每天 3 次，点 2~3 天，基本上可以预防。

新生儿发生结膜炎时，要及时治疗，正确护理，以免炎症向眼内发展，侵犯角膜，影响宝宝的眼睛发育。

从眼屎性状辨健康

新生儿结膜炎有一个特点，就是眼屎变多。眼屎多不一定是结膜炎，但如果眼屎的性状异常，则有可能是结膜感染的表现。

眼屎是眼睛分泌物，正常的眼睛分泌物多为透明或淡白色，分泌量相对少，并及时从泪道排出，不会引起眼部不适。如果宝宝的眼睛不适，眼睛分泌物就会发生数量或性状的改变。当宝宝出现以下异常情况时，爸爸妈妈要及时带宝宝就医。

分类	症状表现
黏性分泌物	如果宝宝患有过敏性结膜炎，早上醒来时可以从眼睛里拉出丝状的黏性分泌物。有的可能还出现有异物感、眼睛痒等症状
脓性分泌物	宝宝出生 3~4 天内，如果发现双眼有大量脓性分泌物，高度提示淋球菌性结膜炎，俗称"脓漏眼"
血性分泌物	• 如果宝宝的眼睛分泌物呈淡粉色或血红色，有可能是眼睛受伤了； • 若出现血性分泌物的同时，还伴有眼睛红肿、耳前淋巴结肿大等症状，应考虑为急性病毒性感染

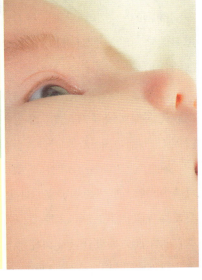

新生儿结膜炎的处理方式

宝宝患结膜炎后，不少爸爸妈妈觉得用热水敷可以起到杀菌的作用。其实不然，这样做弊大于利。

新生儿结膜炎是由衣原体和链球菌、淋球菌等细菌感染引起，热水敷并不能起到杀菌的作用。

热敷时如果把控不好温度，会伤害到宝宝娇嫩的眼睛。

结膜炎最常见的表现就是眼睑水肿、结膜充血，而用热水敷可使血管扩张，使眼睛变得更肿胀，结膜充血更严重。

爸爸妈妈可以用毛巾蘸凉开水，拧干，然后给宝宝冷敷眼睛，以帮助宝宝减少分泌物。

如何给新生儿滴眼药水

医生会根据宝宝的病情发展给宝宝开相应的眼药水。爸爸妈妈要彻底清洁双手，擦干，然后再给宝宝滴药水。

如果宝宝一侧患有结膜炎，要让宝宝侧躺，患病的眼睛在下方，以避免分泌物流入另一只健康的眼睛。滴眼药水时，应先滴健康的一侧，然后再滴患有结膜炎的那只眼睛。酌情多滴几滴，可起到冲洗眼睛的作用。

如果宝宝的两侧眼睛都患有结膜炎，则应先滴症状较轻的一侧，然后再滴症状较重的一侧，中间最好间隔3~5分钟。

在给宝宝滴眼药水时，不要从宝宝的眼睛中间滴，而是要从宝宝的外眼角滴入，不要滴在瞳孔上。瓶口离眼要保持2厘米左右的距离，不要让药瓶口碰触宝宝的眼睫毛或下眼睑，以免宝宝将眼睛闭起来，而影响滴药。另外，每次给宝宝滴药，滴两三滴即可。滴后松开手指，用拇指和食指轻轻提宝宝的上眼皮，以防药水流进鼻腔。

贴心·提示

如果宝宝眼睑水肿明显，不容易睁开，爸爸妈妈切勿强行用手扒开眼睑滴眼药水，以防擦伤角膜而引起穿孔。这时，可在宝宝的眼睑上滴眼药水，使宝宝眼睑上的分泌物变软，再用棉签轻轻擦去分泌物，这样宝宝的眼睛就能睁开了。

注意保持宝宝的眼部卫生

1 平时在家，每天早、中、晚要定时给宝宝清洁眼睛。给宝宝清洁眼睛的正确方法是：用干净的纱布或棉签蘸上温开水（以不往下滴水为宜），轻轻地擦洗眼周。

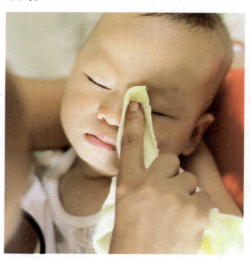

2 如果宝宝的睫毛上粘着较多分泌物，可用消毒棉球浸上温开水湿敷一会儿，再换湿棉球从眼内侧向眼外侧轻轻擦拭，一次用一个棉球，用过的就不能再用，直到擦干净为止。

3 爸爸妈妈要为宝宝准备专用的毛巾和手帕，每次用过之后，都要在开水中煮5~10分钟进行消毒。同时，宝宝的玩具、用具都要进行消毒。

4 爸爸妈妈要勤为宝宝洗手，注意不要让宝宝触摸眼睛，尤其是不要让宝宝的手摸了患结膜炎的一侧眼睛再去触摸另外一侧眼睛，以免交叉感染。

这种情况需要做进一步检查

有的宝宝不仅眼睑上的分泌物多，而且眼睛经常是泪汪汪的。多次使用眼药水之后，这种情况仍然没有好转，这有可能是宝宝的鼻泪管被上皮细胞残渣堵塞或鼻泪管黏膜闭塞，时间久了而引起泪囊炎。因此，当宝宝患有新生儿结膜炎时，爸爸妈妈在配合医生给宝宝治疗的同时，也要随时关注宝宝的情况，当发现宝宝"眼屎"多，经常溢泪时，要到医院做进一步检查，以尽早发现问题，尽早治疗。

贴心·提示

千万不可根据自己的经验，随意使用药物，以免延误宝宝的病情，甚至对宝宝的眼睛造成伤害，影响眼部的发育。

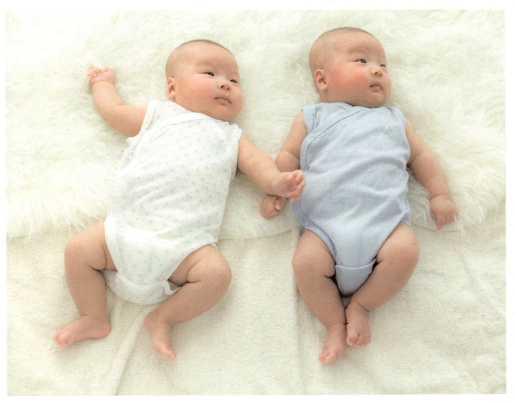

新生儿鹅口疮要标本兼治

门诊故事

3个月大的云云嘴里长疮了，变得没有食欲。云云妈妈以为是口腔溃疡，就给云云喷了西瓜霜，但过了两三天，云云嘴里的疮也没见好转，云云妈妈就赶紧带云云来医院看病。我给云云检查后发现，云云患的是鹅口疮，是由白色念株球菌引起的黏膜感染。西瓜霜的主要作用是清热，对云云的鹅口疮没有疗效。

鹅口疮又叫雪口病，是比较常见的一种婴幼儿口腔炎症，由白色念株球菌引起，多见于肠道菌解紊乱、营养不良、体质虚弱、慢性腹泻的宝宝。

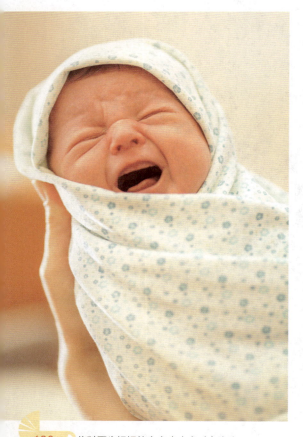

鹅口疮的症状，爸妈要知道

鹅口疮主要表现为：宝宝口腔黏膜表面覆盖白色乳凝块样小点儿或小片状物，可融合成大片，周围没有炎症反应。

宝宝患有鹅口疮后，可有轻度发热、烦躁不安、哭闹、食欲不振的表现。如果病情严重，乳凝块可将宝宝的全部口腔黏膜覆盖，甚至会累及咽喉、食管、呼吸道等部位，宝宝吞咽东西时感到不舒服或疼痛，从而拒绝喝水、吃奶或吃饭。所以，当宝宝出现鹅口疮时，爸爸妈妈要及时带宝宝就医。

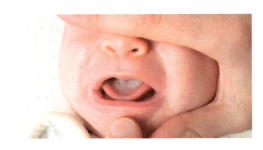

鹅口疮的居家护理方法

当宝宝出现鹅口疮时，爸爸妈妈需按照医生的指导给宝宝用药。居家护理，可从以下几个方面进行。

在帮助宝宝治疗鹅口疮的同时，爸爸妈妈要注意保持宝宝餐具的清洁、食品的卫生，宝宝的奶瓶、碗勺等在使用后要煮沸消毒。

如果宝宝是母乳喂养，妈妈在喂奶前应用温水清洗乳晕和乳头，而且应经常洗澡、换内衣、剪指甲，每次抱宝宝前要先洗手。

喂奶后要给宝宝喂少量温开水，用2%~3%碳酸氢钠为宝宝清洁口腔，并根据医生的药方给宝宝的患处涂抹药物，具体次数遵医嘱。

如果宝宝患有鹅口疮的同时伴有发热的症状，爸爸妈妈要定时给宝宝测体温，必要时给宝宝擦温水澡降温。

避免给宝宝吃酸、咸及刺激性食物，以免引起疮口疼痛。

有些宝宝有吮指、叼奶头、咬物品等不良习惯，这些不良习惯易引起鹅口疮，平时以及宝宝患鹅口疮期间，爸爸妈妈要帮助宝宝纠正这些不良习惯。

注意，鹅口疮不容易擦去，强行剥离后，患病部位会出现局部黏膜潮红、粗糙、溢血等现象。

鹅口疮与口腔溃疡的区别

鹅口疮和口腔溃疡都属于口腔疾病中比较常见的炎症，从表面上看两者有一定的相似之处，但其症状、病因都不同，治疗、调理的方法也有所差异，爸爸妈妈要学会区分。

1 从症状来看，宝宝患有鹅口疮时，口腔中可出现乳凝块样小点儿或乳白色痂膜，一般出现在脸颊内侧黏膜、舌头表面、上腭等，而且不容易用棉棒或湿纱布擦掉。而口腔溃疡起初出现针尖样大小或稍大的充血区，短期内便可以形成圆形或椭圆形的、边界清晰的浅小溃疡，中心微微凹陷，表面覆盖有一层淡黄色痂膜，溃疡周围黏膜充血呈红晕状，有较剧烈的烧灼痛。口腔溃疡严重时，溃疡处为紫红色或暗红色，边缘不规则，呈瓣状隆起，中央凹陷，似"弹坑"。

2 鹅口疮常出现于2岁以内的宝宝，尤其营养不良和体质弱的宝宝更容易感染白色念珠菌。口腔溃疡多发生在成人身上，一些年龄比较大的宝宝因为上火、学习压力大、挑食偏食、营养不良等也有可能出现口腔溃疡。

宝宝一发热就用药对身体不利

出门诊的时候，我经常遇到父母主动要求给宝宝输液退热的，没有宝宝之前，我对这些父母的焦虑多少有些不理解，但自己当了妈妈后一下子就明白了。

记得我宝宝第一次发热，是在 10 个月大的时候。一天夜里，宝宝突然出现发热，体温迅速窜到了 39℃，平时活泼可爱的宝宝，突然一下就萎靡不振了。看着宝宝小脸红彤彤的，趴在我怀里昏昏欲睡，一家人顿时紧张起来。宝宝的爸爸责备说："你怎么做儿科医生的，抓紧给宝宝退热啊。"

这让我明白了一个道理：不管是普通的妈妈，还是像我这样当医生的妈妈，面对宝宝我们只能学习，因为谁都不是天生的育儿高手。护理宝宝的经验，只有在实践中才能总结和积累起来。

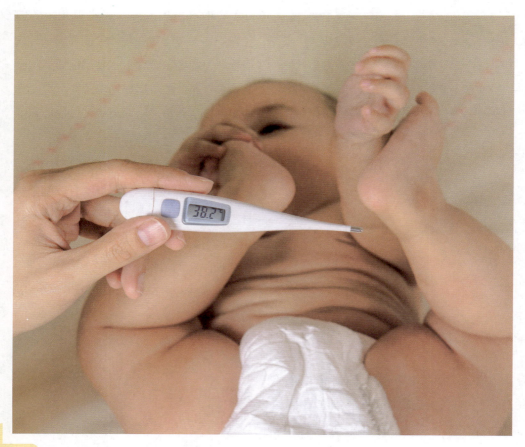

学会给宝宝正确测体温

宝宝发热时，妈妈要用体温计给宝宝测一下体温，一般选择腋下，既方便，又安全。给宝宝测量体温时要掌握科学的方法。

在测体温前，不要让宝宝哭闹和剧烈活动，以免影响测量结果。

测体温前，妈妈要将事先准备好的体温计的刻度甩到 35℃ 以下，方法是用一手拇指和食指握住温度计的上端，手腕向下、向外甩动几下。

测量前先擦干宝宝腋下的汗，然后将水银头那端由前方斜向后上方插入腋窝正中，紧贴皮肤，然后把宝宝手臂紧靠胸廓，保持 5 分钟后取出体温计，测后水银柱的高度就是腋下的实际温度。

看体温计时，应将体温计与双眼平行，横持体温计，缓慢旋转，读出数值。

贴心·提示

根据检测部位的不同，体温可分为口温、肛温和腋下温度。肛温比口温高 0.3℃，腋下温度比口温低 0.4℃。宝宝爱咬东西，而且好动，为了安全期间，通常采用腋下测量温度的方式给宝宝量体温。

给新生儿测体温需注意 3 个细节

1 新生儿在刚吃完奶后体温较高，所以测体温时应避开这个时段。

2 也不要在刚给新生儿洗完澡后测量体温，因为刚洗完澡的新生儿体温较低。

3 如果新生儿的体温高于 37.5℃，应先观察宝宝是否穿得过多，一般给宝宝穿衣的原则是：比大人多穿一件衣服就可以了。如果新生儿本来就穿得不多，而体温高于 38℃ 则可能是发热了。

宝宝正常体温范围

正常小儿体温（腋下体温）一般为 36 ~ 37℃，且上午的体温会略高于下午。喂奶或饭后、活动、哭闹、衣服过厚、室温过高均可使宝宝的体温暂时升至 37.5℃。

早产儿、低出生体重儿、营养不良儿、重症感染儿，他们的体温往往低于 36℃，临床上称体温过低或体温不升。

体温波动在 37.5 ~ 38℃ 的为低热，38 ~ 39℃ 为中热，体温在 39℃ 以上的为高热。

如果一时找不到体温计，父母（在自己没有发热的情况下）用额头轻触宝宝的额头，如有热感，表明宝宝可能发热了。

保暖还是散热，要依病情而定

有的父母，一碰到宝宝发热就给宝宝穿得里三层外三层，甚至盖上大棉被，觉得宝宝穿得厚点可以捂汗，一出汗就退热了。结果适得其反，宝宝烧得小脸红彤彤的。

此时需保暖

宝宝发热时虽然额头或身体会发烫，但在开始发热时大多会脸色发白、手脚冰凉，大一点的宝宝还会告诉父母说觉得冷。

应对方案：这时，不妨给宝宝多盖一床被子，或是穿比较暖和的衣服，注意保暖，别让宝宝再次着凉。

此时需散热

发热到一定温度时，宝宝会出现脸部发红、手脚发烫的情况。

应对方案：这时应该给宝宝穿稍微薄一点且吸汗的衣服，或者把宝宝的衣服略微解开，让其充分散热。这时如果给宝宝裹很多衣服往往越捂越热，消耗宝宝的体力，让他更难对抗病毒，造成发热难退。

宝宝出现发热，是身体对抗病毒或细菌时出现的一种反应，并开始调动身体免疫机制全面活动，这些都是积极的一面，但发热也破坏了宝宝体内原来和谐、稳定的内环境，对神经系统、消化系统、循环系统、内分泌系统都会造成不利影响。持续的发热可使宝宝的机体防御能力下降，不利于机体康复。所以，在找出发热原因之前虽然不要草率退热，最好等身体自然降温，但发热过高，时间过长，还是要积极处理，以防不测。

优先考虑补水

如果宝宝持续发热，就会因为出汗而让体内的水分和矿物质大量流失，有可能引起脱水。所以，当宝宝发热时，首先要注意补充水分，如果宝宝出现尿量变少、全身无力、反应迟钝、眼神呆滞等症状，应马上去医院就诊。

发热中的宝宝，通常因为身体不适，喝水也会变成一件痛苦的事。如果宝宝无法一次喝很多水，不妨采取少量多次的方式，慢慢地帮宝宝补充水分。可以用滴剂的胶头滴管挤水给他喝，一滴管一滴管地喂，这样不会呛到宝宝。还在喝奶的宝宝，除了继续哺乳和配方奶外，还可以补充苹果汁等吸收率高的饮料。

及时补充营养

宝宝在发热中时，可能没有胃口，不愿意吃东西，那就不要勉强宝宝。只要补充了充足的水分，不必担心一日三餐摄入量减少了。人在发热的时候，肠胃也会比较虚弱，所以要尽量避免给宝宝吃重口味和油腻食物，以免给比较虚弱的肠胃造成负担。如果吃得下东西，可以让宝宝吃些清淡的食物，稀饭、面条都是比较好的选择。

宝宝发热优选物理降温

如果宝宝发热，但精神状态尚可，且体温不超过38.5℃时，应做物理降温，使温度尽快恢复正常。不要轻易使用各种退热药，以防产生毒性反应。

温水洗浴

宝宝发热了泡个温水澡是非常经济有效的物理降温方法。洗澡水温以比体温低1~2℃为宜，每次洗15分钟左右。如果退热效果不理想，可以过段时间再洗一次。如果洗澡不便的话，用温水擦身也有利于散热。

凉水敷额

宝宝发热时，睡觉的时候会因为身体温度的升高而觉得头晕头痛，睡不安稳，这时候可以用毛巾蘸取凉水，拧至不滴水，给宝宝敷额头，也有助于降低体温。

贴心·提示

空调和电扇可以加快室内空气流通，有利于宝宝退热降温。但要注意空调和电扇不能直吹人体，吹风时间不宜过长，温度不可过低。

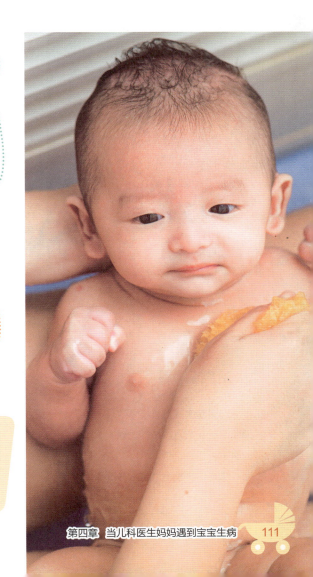

小儿高热惊厥的紧急处理

很多爸爸妈妈都觉得高热惊厥是非常严重的病，但是，如果宝宝发生高热惊厥，爸爸妈妈却不知道如何处理，这才是更严重的事情。

什么是高热惊厥

凡由宝宝中枢神经系统以外的感染引起的、发热38℃以上时出现的惊厥都称为小儿高热惊厥，亦称小儿抽风，多见于6个月至3岁的宝宝。高热惊厥有遗传因素，易复发，1岁以内复发率为50%，反复高热惊厥发作可致脑损伤，进而导致智力低下、行为障碍等。

高热惊厥的表现

高热惊厥发生在高热开始24小时内，特别是12小时内。表现多为突然发作，意识丧失，全身或局部肌群的强直性或痉挛性抽搐，双眼球固定、上翻或斜视，头后仰，可伴有呼吸暂停、面色青紫或苍白等症状。高热惊厥持续的时间比较短，一般少于10分钟。

高热惊厥的紧急处理

第1步
让宝宝侧卧或头偏向一侧

当宝宝出现惊厥，要立即使宝宝侧身俯卧，头稍后仰，下颌略向前突，不用枕头。

第2步
保持呼吸道通畅

用手绢或纱布及时清除宝宝口、鼻中的分泌物。用手指捏、按压宝宝的人中2~3分钟，并保持周围环境的安静。此时尽量少搬动宝宝，以减少不必要的刺激。

第3步
给宝宝降温

如果宝宝温度低于38℃，可采取冷敷、温水擦浴、贴退热贴等物理方式降温；如果宝宝的温度高于38℃，要让宝宝口服退热药，或将退热栓塞到宝宝的肛门中。

第4步
及时就近就医

在做紧急处理的同时就近就医，使高热惊厥在短期内得到控制，以免引起脑缺氧，造成脑水肿甚至脑损害。就医途中，要使宝宝伸直颈部，以保持气道通畅。切勿包裹太紧，以免口鼻受阻造成呼吸道不通畅。

首次高热惊厥出院后注意什么

宝宝发生高热惊厥后，有第二次发生的可能。因此，当宝宝首次高热惊厥出院后，爸爸妈妈应在家中备好急救物品和药品，如体温计、退热剂等。如果宝宝再次发热，应及时测量体温，38℃左右即应予以口服退热药。

4 个措施预防高热惊厥再发

1 高热惊厥多发生于体质较差的宝宝，因而平日要加强宝宝的身体锻炼，增强宝宝的免疫力。

2 天气变换的时候，尤其是春秋气候多变的季节，要给宝宝及时增减衣服，预防上呼吸道感染。

3 常备退热药，及时观察测量体温，一旦体温达 38℃即口服退热药物，以防高热引起惊厥。

4 对既往有高热惊厥史的宝宝，如果患有感冒，伴有发热口渴症状时，要给宝宝多喝水，可咨询医生，根据医生的指导给宝宝服补液盐。

贴心·提示

宝宝发生高热惊厥时，有的爸爸妈妈强行撬开宝宝的口腔，迅速将压舌板放入宝宝的上下牙之间，防止咬伤舌头。殊不知，这样做往往适得其反。发生高热惊厥的宝宝已经不省人事，此时他的舌头不能吞咽，强行这样做反而易造成宝宝口舌损伤。

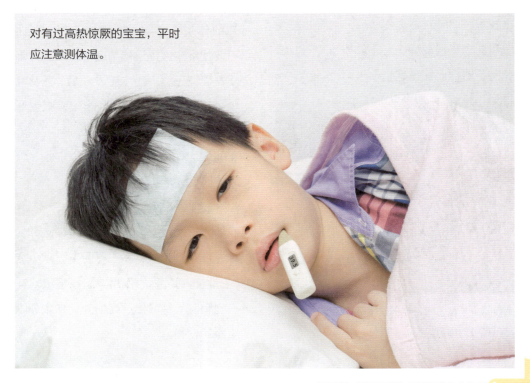

对有过高热惊厥的宝宝，平时应注意测体温。

小儿感冒，护理比治疗更重要

现在宝宝一有"风吹草动"，爸爸妈妈们就"草木皆兵"，有时候即使是很普通的感冒，宝宝有些鼻塞、流鼻涕，并没有发热、咳嗽的症状，爸爸妈妈也跟医生说开些药，让宝宝吃了快点儿好起来。每次听到这种要求，我都会提醒他们：不是所有的感冒都需要吃药。

感冒是由感冒病毒引起的急性呼吸道传染病，6个月至3岁的婴幼儿是感冒的高发人群，也是儿科最常见的疾病。宝宝感冒后，如果症状比较轻，一般不需要用药，只要护理得当，宝宝就能"抗过去"，自主获得免疫力。而如果感冒症状比较重，同时有发热症状的，则需要遵医嘱用药。爸爸妈妈千万不能擅自用药，以免药不对症而加重病情。

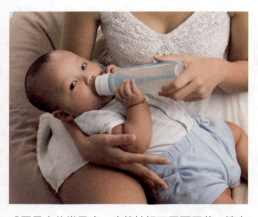

感冒是小儿常见病，症状较轻不需要用药，擅自用药有可能加重病情。

风寒感冒的护理

主要症状

小儿风寒感冒多发生在深秋、初春或冬季，一般表现为怕冷、低热、无汗、鼻塞、流清涕、打喷嚏、咳嗽、痰白清稀、头痛、喉痒等症状。

护理方法

1 注意保暖，带宝宝外出时，要随时准备一件外套，随时查摸宝宝的手脚和后脖颈是否温暖，以便及时加减衣服。冬天出门时要给宝宝戴上帽子、围巾。

2 可在家里给宝宝盖稍微厚一点儿的被子，让宝宝微微出汗，可起到发散风热的作用，有助于感冒的治疗。但注意不要让宝宝大汗淋漓，这样反而会使宝宝反复着凉感冒。给宝宝发汗后，要及时给宝宝更换汗湿的衣服，让宝宝多喝温开水，以补充流失的水分。

3 电扇、空调不要直接对着宝宝吹，以免加重宝宝感冒的症状。

4 给宝宝安排的饮食要温热、清淡、容易消化，让宝宝吃新鲜的蔬菜、水果，以补充维生素和矿物质，有助于提高免疫力，还能起到排毒的作用。忌给宝宝吃辛辣、刺激、不易消化、高糖分、高盐分以及生冷的食物。

风热感冒的护理

主要症状

小儿风热感冒多发生在初秋、晚春或夏季，一般表现为：发热重、头胀痛、咽喉肿痛、有汗、鼻塞、流浓涕、咽部红痛、咳嗽、痰黄而稠、口渴等。

护理方法

1 密切关注宝宝的体温，如果宝宝发热超过38.5℃，则需要遵医嘱用药；发热在38.5℃以下，可通过擦温水澡、贴退热贴等方式退热。

2 给宝宝制作一些清凉祛热的果汁，如西瓜汁、葡萄汁等，也可以给宝宝喝一些绿豆汤，但注意给宝宝提供的食物要温热，不能给宝宝吃生冷的食物，也不宜给宝宝吃辛辣刺激的食物。

3 风热感冒的宝宝一般发热较重，容易口渴，也爱出汗，因此爸爸妈妈要及时给宝宝补充水分，以防汗液蒸发带走宝宝体内过多的水分。

4 宝宝出汗多的时候，不能让宝宝对着空调、电风扇吹，否则容易使热气被"堵"回体内而加重发热。给房间通风时，不要让宝宝待在风口处。

5 如果宝宝发热超过38.5℃，建议减少宝宝的户外活动，多让宝宝在家中休息。

暑湿感冒的护理

主要症状

儿童中暑后吹空调或电风扇而受凉，或者过量食用生冷食物，也容易发生感冒，主要症状表现为高热无汗、头痛困倦、胸闷恶心、厌食、呕吐或大便溏泄、鼻塞、流鼻涕、咳嗽等症状。

护理方法

1 尽量少开空调。夏天空调温度过低，室内外温差过大，常会引发感冒影响健康。建议宝宝在家的时候，要尽量少开空调。宝宝外出回到家后，不要立即开空调，应先将宝宝身上的汗液擦拭干净，换上干净的衣服，等二三十分钟后再开空调。开空调的时候，空调温度与室外温度相差4℃最为适宜。

2 让宝宝经常洗手。大多的病毒传染是通过手。如家里有感冒的大人，宝宝碰了感冒大人接触过的地方，再摸自己的鼻子、眼睛就会染上感冒病毒。

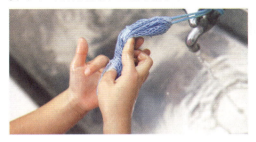

3 夏日平时饮食要清淡，避免生冷辛辣的食物，可以适当让宝宝吃一些姜、醋，有助于预防感冒。

宝宝感冒，爸爸妈妈应该注意的问题

不管宝宝患的是风寒感冒还是风热感冒，爸爸妈妈在护理生病的宝宝时，都要注意以下几点。

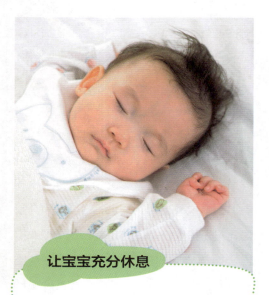

让宝宝充分休息

充足的睡眠对防治感冒有益，如果宝宝感冒了，那么他需要比平时更多的睡眠时间。爸爸妈妈要尽量让宝宝多睡一会儿，适当减少户外活动。

保持室内湿度适宜

秋冬季节天气干燥，可用加湿器增加室内的空气湿度，有助于缓解鼻塞的症状。但加湿器要每隔几天进行清洗和消毒。

另外，如果宝宝感冒持续5天以上，症状没有明显好转，这预示着宝宝的病情可能发生改变，这时需要带宝宝到医院看医生。

保护好宝宝的鼻腔

宝宝感冒流鼻涕时，要用柔软的纸巾帮他擦拭，而且动作要轻柔。可在宝宝的鼻孔外，尤其是两侧和鼻孔下方，涂抹适量的凡士林或红霉素眼膏，以保护皮肤，防止频繁擦拭而变得红肿、疼痛。

如果宝宝鼻塞严重、呼吸困难，可先用盐水滴剂软化鼻涕，再用吸鼻器吸出鼻涕，可使呼吸顺畅。也可以用熏蒸、温热湿毛巾敷宝宝鼻子的方法，帮助宝宝通鼻。

避免盲目用药

尽量不用抗生素和抗病毒药物。抗生素是专治细菌感染的，但小儿感冒大多是由病毒引起的。如果没有确诊是细菌感染，一定不要自行使用抗生素，也不要轻易使用各种抗病毒的药物。应在医生的指导下用药。

感冒多伴有咳嗽的症状，但爸爸妈妈别动不动就给宝宝喝止咳糖浆。咳嗽有助于排出痰液，保持气道通畅。如果宝宝在白天咳嗽，可能是一种自我保护反应，不必太过担心，更不要马上给宝宝喝止咳糖浆，补充水分、加湿空气的办法可能更管用。

小儿感冒，重在预防

宝宝感冒，除了与宝宝自身的体质有关外，还跟爸爸妈妈的照顾不当有关。那么，如何帮助宝宝预防感冒呢？下面是一些经验总结，对预防宝宝感冒很有帮助。

1 适当增加衣服。天气变化而穿衣不当是导致小儿感冒的重要原因，爸爸妈妈要根据天气变化给宝宝增减衣服。如果气温降低，不注意给宝宝添加衣服，或是气温过高而宝宝穿得多，出汗后受风等，都可导致感冒的发生。宝宝睡觉的时候也不要盖得太厚，以免过热引起伤风；也不要盖得太薄，以免使宝宝着凉感冒。

2 宝宝的抵抗力较低，容易受到病毒感染而感冒，因此爸爸妈妈要少带宝宝去超市、车站等人多嘈杂、空气流通不佳的地方。

3 当家中有人感冒时，抱宝宝或是拿宝宝的用品之前，一定要清洗双手；咳嗽、打喷嚏时要用纸巾遮掩，尤其不能对着宝宝打喷嚏，不能让宝宝接触感冒者用过的纸巾；不要跟宝宝共用毛巾或碗筷；用醋熏蒸室内可起到消毒的作用，能帮助宝宝预防感冒。

4 每天定时开窗通风，保持室内空气的清洁和流通，防止病菌滋生，有助于预防感冒。

5 在感冒流行的时候，让宝宝早、晚用淡盐水漱口，有助于预防感冒和咽喉发炎。

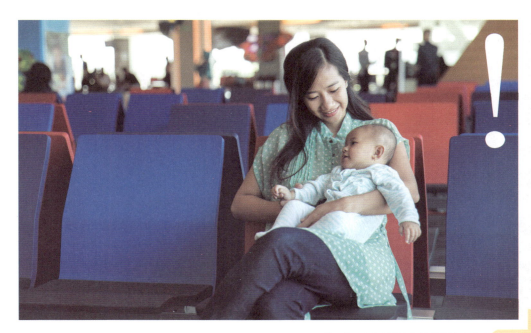

区分感冒和小儿肺炎

刚开始时，肺炎的症状与感冒相似，只表现为咳嗽、咳痰，或发热、呼吸频率略快等，因而常被当作感冒。

早期肺炎得不到及时治疗，可出现喘憋、口周发青、烦躁不安、精神萎靡和嗜睡等症，还伴有食欲减退、呕吐、腹泻等。

6 步教您区分感冒与肺炎

第1步
测体温

小儿肺炎大多会发热，温度多超过 38℃，并持续 2~3 天不退，使用退热药后只能暂时退热，一会儿又出现发热的症状。小儿感冒也有发热的症状，但通常低于 38℃，而且持续时间较短，物理降温、使用退热药后，疗效比较明显。

第2步
看咳嗽呼吸

小儿肺炎大多有咳嗽或咳喘的症状，而且比较严重，常出现呼吸困难的现象。如果憋气、两侧鼻翼一张一合、口唇发紫，说明病情非常严重，需要立即就医。感冒和支气管炎引起的咳嗽、咳喘，一般不会引起呼吸困难，而且症状都比较轻。

第3步
看精神状态

宝宝患有肺炎时，精神状态很不好，常出现烦躁、哭闹不安，严重的还可出现昏睡、惊厥等症状。宝宝感冒时，通常精神状态比较好，能玩。

第4步
看饮食

宝宝患有肺炎时，常不吃东西，不吃奶，因憋气而哭闹不安。宝宝感冒了，食欲虽然受影响，吃东西、吃奶减少，但程度较轻。

第5步
看睡眠

宝宝如果患有肺炎，睡得比较多，而且容易惊醒，喜欢哭闹，夜间呼吸困难加重。宝宝感冒时，睡眠大多正常。

第6步
听胸部

宝宝患有肺炎时，爸爸妈妈贴在宝宝的胸前，在宝宝吸气之后可听到"咕噜"、"咕噜"的声音，这是肺部发炎的重要体征。如果宝宝感冒则不会有这样的声音。

小儿肺炎不一定是细菌感染引起的

在很多爸爸妈妈的心目中，小儿肺炎是非常严重的疾病，是由感染细菌引起的，一旦宝宝患有肺炎，就必须使用抗生素才能起到疗效。其实，并不是所有的小儿肺炎都是细菌感染引起的。

引起肺炎的原因有很多，大部分肺炎是病毒感染引起的，例如呼吸道合胞病毒、流感病毒、副流感病毒、腺病毒等；也有部分是细菌感染引起的，例如肺炎球菌、流感嗜血杆菌、葡萄球菌等；支原体感染也可引起肺炎。

病毒感染会在一定程度上会削弱宝宝免疫系统的功能，细菌可能乘虚而入，出现病毒性肺炎合并细菌感染。

用药需严格遵循医嘱

如果医生判断是细菌或支原体感染引起的肺炎，抗生素需按照医生建议的剂量使用，千万不能因为担心抗生素对宝宝的身体有影响而擅自停药。因为宝宝在使用药物后的几天后，症状可能会开始有所好转，但一些细菌和支原体依然残留在体内，除非完成整个疗程，不然疾病很可能还会"卷土重来"，甚至导致细菌耐药性的产生。

宝宝的房间要空气清新

若宝宝住院治疗，爸爸妈妈要尽量避免亲朋的探视，人来人往可使病房里的空气变浑浊，细菌、病毒增多，对宝宝治疗不利。

宝宝病情缓解，医生准许出院后，爸爸妈妈应给给宝宝营造一个空气清新、安静、干净的室内环境。打扫房间时，要用湿抹布或拖布，防止尘土飞扬，以保护宝宝的呼吸道。

室内温度夏季宜保持 22~26℃，冬季宜保持在 18~20℃，湿度保持在 55%~65%。

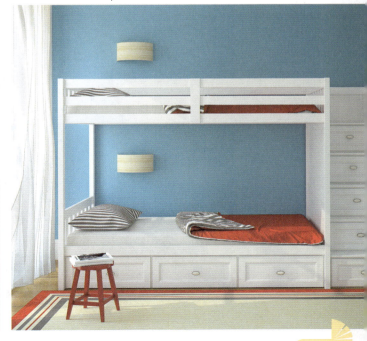

密切观察宝宝，配合医生治疗

1 密切观察宝宝的体温变化、精神状态、呼吸情况、脸色等，一旦发生不良反应，要马上通知医生，进行紧急处理。

2 如果宝宝的体温偏低，则需要保暖；如果宝宝发热，则需要降温，一般体温不超过 38.5℃采用物理降温，体温超过 38.5℃时则要遵医嘱给宝宝服药。

3 给宝宝补充足够的水分，为宝宝准备清淡、容易消化的食物，最好以流质、半流质食物为主。

4 要及时为宝宝清除鼻腔的分泌物，并吸痰，以使宝宝呼吸顺畅。对于比较小的宝宝，还要为他拍痰。方法为：抱起宝宝，让宝宝趴在肩膀上，由下而上，由外周向肺门轻轻拍击。

如何预防小儿肺炎

爸爸妈妈可通过以下方法帮助宝宝预防肺炎的发生。

要尽量避免带宝宝到人多、空气污浊的环境中去；家中如有患呼吸道感染性疾病的成人，要尽量避免他亲密接触年幼的宝宝，如果要接触宝宝或拿宝宝的东西，最好先洗手、戴口罩。

教会宝宝咳嗽时用纸巾或者手绢遮住口鼻，养成洗手的习惯。宝宝感冒、咳嗽，应及时治疗，宝宝的抵抗力相对较差，感冒、咳嗽后若得不到及时的治疗，很有可能发展成肺炎。

按时带孩子接种疫苗，加强体育锻炼，使宝宝的体质增强，免疫力提高。

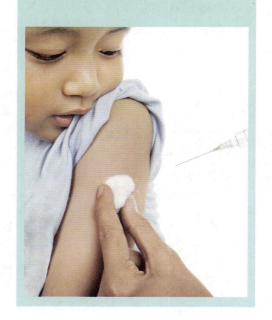

贴心提示

不少爸爸妈妈觉得小儿肺炎应输液、打针、吃药，这样才能起到疗效，雾化吸入是辅助手段。其实，雾化吸入属于药物治疗，是借助雾化器把药物送到宝宝的呼吸道内，从而起到局部治疗的作用。因此，当医生诊断宝宝需要雾化治疗时，爸爸妈妈要配合医生。

经常被爸爸妈妈"误判"的小儿百日咳

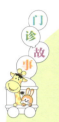

门诊故事

5岁的楚楚反反复复咳嗽一个多月了，而且一咳嗽就一连咳嗽十来声。楚楚不仅咳嗽，还有流鼻涕、鼻塞的症状，楚楚的爸爸妈妈以为是感冒引起的咳嗽，于是按照以往的经验给楚楚吃感冒药和咳嗽药，症状虽然减轻了，但一直没见好。最后，楚楚爸爸妈妈带她来医院，我检查后发现，楚楚患上了百日咳杆菌引起的急性呼吸道感染，也就是人们常说的百日咳。

百日咳是一种由百日咳杆菌引起的急性呼吸道感染，多发生在小宝宝身上。其因病程较长，可达3个月左右，所以有百日咳之称。发病初期，百日咳的症状类似于感冒，常被"误诊"，故而爸爸妈妈要对百日咳的症状有所了解，这样才能及时发现，及时正确治疗。

百日咳病程发展"三期"

宝宝感染百日咳杆菌后，一般有7~10天的潜伏期，有时潜伏期可延长至21天，临床病程可分为三期。

病程发展	症状分析
初咳期	宝宝可出现咳嗽、打喷嚏、流鼻涕、轻微发热等类似感冒的症状。3~4天后，其他症状逐渐消失，但干咳症状逐渐加重，尤其是夜里咳嗽频繁。1~2周后，进入痉咳期
痉咳期	• 宝宝可出现阵发性、痉挛性咳嗽，主要表现为不咳则已，如果一咳嗽则连续咳嗽数十声甚至更多，同时因为咳嗽出现面红耳赤、流鼻涕眼泪、身体蜷缩等症状。咳嗽之后，宝宝可因喉头痉挛而发出吸气性鸡鸣样吼声。咳嗽后，宝宝通常能正常饮食、玩耍； • 痉咳发生的时间不一定，发作之前也没有明显的征兆，一般症状轻的一天痉咳数次，严重的数十次，夜间尤为频繁。另外，不良气体刺激、进食、受寒、过度疲劳等均可诱发痉咳。痉咳期持续的时间一般为2~6周，也有的病程较长，持续2个多月。痉咳好转之后，开始进入恢复期
恢复期	咳嗽症状会逐渐减轻，鸡鸣样吸气声消失，精神、食欲等也逐渐恢复正常，这个过程通常持续2~3周。但是，不良气体刺激、受寒等也有可能使痉咳再次出现

宝宝患上百日咳后的家庭护理

宝宝患上百日咳之后，爸爸妈妈要遵医嘱正确给宝宝服用药物，同时也要注意护理，减少宝宝痉挛性咳嗽发作，以减轻症状，缩短病情。具体护理方法如下。

1 营造合适的居室环境：不良气体或室内空气不佳都可诱发痉挛性咳嗽，因此在宝宝患有百日咳尤其处于痉咳期时，爸爸妈妈要注意保持室内空气新鲜，每天至少开窗通风 2 次，同时还要注意调节室内的温度和湿度，以避免各种诱发宝宝痉咳的刺激因素。

2 饮食清淡、易消化：在宝宝患病期间，给宝宝安排的饮食应清淡、易消化、营养丰富。此期间宝宝可多吃胡萝卜、冬瓜、梨、金橘、罗汉果等有助于止咳、润肺、化痰的食物。如果宝宝咳嗽胃口不好，应多给宝宝吃流质或半流质的食物，以减轻宝宝咽喉的负担。

宝宝咳嗽发作时，先不要让宝宝吃饭，以免食物呛入气管引发更严重的后果，应等宝宝不咳后再让宝宝吃。另外，宝宝因为痉咳严重，常出现呕吐的症状，所以给宝宝安排餐次宜少食多餐，等病情稳定后再逐渐增加食量恢复到正常饮食。

● **食疗推荐**

白萝卜橄榄饮

白萝卜 200 克，橄榄 25 克。将白萝卜、橄榄洗净，放入锅中，加适量水煎汁，代茶饮。

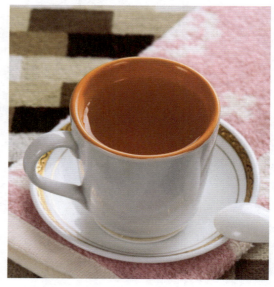

冰糖鸭蛋羹

鸭蛋 1 个，冰糖 100 克。将冰糖用温水溶化，打入鸭蛋，搅匀后隔水蒸熟。每天 1~2 次。

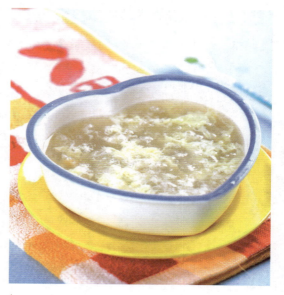

3 减少宝宝哭闹：宝宝患病时，爸爸妈妈要陪伴在宝宝的身边，给宝宝安全感，尽可能使宝宝安静、心情愉快，减少宝宝哭闹，因为哭闹也可诱发痉挛性咳嗽而使病情加重。

4 保证好宝宝的休息：充分的休息可使宝宝的机体进行自我修复，有利于身体的康复。宝宝患百日咳后，爸爸妈妈要保证好宝宝的休息，如果夜间宝宝咳嗽严重，可遵医嘱给宝宝服用镇咳类药物或镇静剂。另外，宝宝痉咳发作时，

爸爸妈妈应协助宝宝侧卧、坐起，或者将宝宝抱起，轻拍宝宝的背部，帮助宝宝将痰排出，并及时擦拭宝宝因咳嗽而流出的眼泪、鼻涕等。

5 随时观察病情：在宝宝患病期间，爸爸妈妈要随时观察病情，如宝宝痉咳的次数，发作表现，严重程度，是否有痉咳的诱因，排痰情况，呕吐次数、量及呕吐物形状，是否有呼吸暂停、并发症的表现等。一旦发生异常，要及时就医。

3 大措施预防百日咳

宝宝患病，不仅宝宝难受，大人也会跟着遭罪、揪心，所以百日咳的预防很关键，可通过以下 3 个措施来预防。

适时接种疫苗

在宝宝出生 3~6 个月接种百白破（百日咳、白喉、破伤风）三联疫苗，每隔 4~6 周接种 1 次。

切断传染源

百日咳杆菌具有传染性，因此尽量不要让宝宝跟百日咳患儿接触。冬春季节是百日咳的高发期，在百日咳高发期少带宝宝到人多拥挤、空气不流通的公共场合。

保持室内空气流通

良好的居室环境是宝宝少生病的前提，所以爸爸妈妈每天都应开窗通风至少 2 次，以使室内空气干净、新鲜。但是，如果是雾霾天气，就要少开窗或不开窗，待天气好时再给居室通风。

小儿咳嗽：不当止咳让宝宝久咳不愈

4岁的冉冉生病了，没有发热，也没感冒，只是不停地咳嗽，咳得嗓子都哑了，咳嗽的时候嗓子呼噜噜地响，尤其是晚上睡觉时，咳得身子都发抖。冉冉妈妈十分心疼，就给冉冉喂了止咳药。冉冉吃了止咳药后，咳得没那么厉害了，服药2天后，几乎不咳了。但停药后没过2天，冉冉却开始发高烧了，还伴有恶心、呕吐、呼吸急促等症，咳嗽也"卷土重来"，甚至更严重了。到医院一检查，才发现冉冉已经患了肺炎。

滥用止咳药可导致肺炎

冉冉由咳嗽发展成肺炎，跟使用止咳药不当有关。冉冉咳嗽的时候，嗓子呼噜噜地响，说明嗓子里有痰。这些痰由呼吸道的分泌物、脱落的上皮细胞、部分炎性细胞及致病菌组成。如果没有强烈止咳，冉冉通过咳嗽，把呼吸道内携带的有致病菌的痰排出，对呼吸系统能起到一种保护作用。冉冉妈妈给冉冉用了止咳药后，咳嗽是止住了，但是痰不能及时排出体外，就会阻塞在气管、支气管里，痰里的致病菌就会感染气管、支气管，使宝宝变得咳嗽不止，甚至还会下行感染肺部，引发肺炎。

止咳药用得不当，宝宝久咳不止

很多妈妈跟冉冉妈妈一样，一看宝宝咳嗽，就立马给宝宝吃止嗽药，恨不得止嗽药马上见效，把咳嗽止住。这样盲目用药，很可能会"药不对症"。例如：有的宝宝接触到花粉、粉尘等过敏原而出现咳嗽，这属于过敏性咳嗽，如果不分青红皂白就给宝宝用抗生素，或者是用清热镇咳的止咳药，结果药吃了，却没有真正起到抗过敏、防病毒的作用，宝宝的咳嗽就一直好不了。

咳嗽原因不同，症状也不同

　　宝宝是不会无缘无故咳嗽的，一般都是由受凉或感冒、发热等引起，天气干燥、过敏、烦躁不安等也有可能引起咳嗽。当宝宝出现咳嗽时，爸爸妈妈应先找出宝宝咳嗽的原因，如果爸爸妈妈找不到原因，则要尽快带宝宝到医院，配合医院找出原因并对症治疗。

不同原因引起的咳嗽表现特征

咳嗽类型	症状分析
普通感冒引起的小儿咳嗽	多为一声声的间断性咳嗽，无痰或少痰
流行性感冒引起的小儿咳嗽	宝宝的喉咙部位发出略微嘶哑的咳嗽，痰由少至多，咳嗽有加重的趋势
咽喉炎症引起的小儿咳嗽	咳嗽时发出"空、空"的声音，声音嘶哑，有浓痰，咳出的痰比较少，多数被咽下
过敏性咳嗽	当宝宝接触过敏原时，可出现持续或反复发作性的剧烈咳嗽，多呈阵发性发作，活动或哭闹时咳嗽加重，夜间咳嗽比白天严重
气管炎引起的小儿咳嗽	最初表现为轻度干咳，后转为湿性咳嗽，喉咙里有痰声，咳出的多为黄色浓痰

这些咳嗽要及时送医

　　当宝宝出现以下情况时，要及时带宝宝去医院。

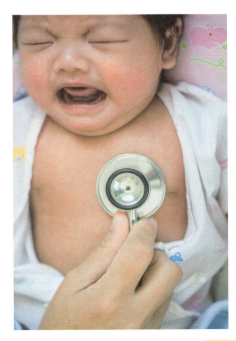

宝宝咳得很厉害，并且呼吸困难，可能是异物堵住了气管。宝宝好奇心重，容易误吞花生、药丸、纽扣、硬币、糖果等物品，这些物品可堵住气管使宝宝咳嗽。这时爸爸妈妈要及时送宝宝去医院，请医生采取急救措施将误吞的物品取出。

宝宝咳嗽、喘鸣，同时伴有高热、呼吸困难的症状，需立即送医院治疗。

宝宝咳嗽的同时，如果出现脸色发紫、呼吸增快、吸气时胸壁下部凹陷、高热、呕吐等症状时，有可能是患了肺炎，应及时送医院救治。

可以在家帮助宝宝解决的咳嗽类型

宝宝虽然咳嗽，但没有发热（或低热），精神尚好，这多是感冒或扁桃体炎引起的咳嗽。

宝宝只在清晨或晚上咳嗽，很有可能是因为早晚天气较凉，而爸爸妈妈没有及时给宝宝加衣服引起的。

宝宝紧张或运动后出现的咳嗽。

干咳，没有痰，也没有发热、流鼻涕等症状。

宝宝咳嗽了，妈妈应该这样照顾

1 让宝宝多喝水，对于年龄较小的婴儿，每隔十几分钟就喂一次水，水能润喉、排毒，对缓解咳嗽有益。

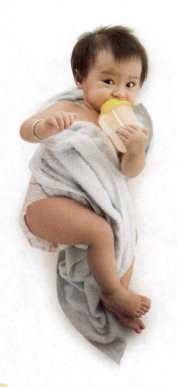

2 如果宝宝冬天咳嗽，带宝宝外出时要给他戴上口罩，或者围上围巾、丝巾，因为冷空气的刺激会加重咳嗽。

3 保持适宜的室内湿度、温度，对保护宝宝的呼吸道有益。如果家里太干燥，就要用加湿器。

4 要保持居室的清洁，经常清理家中卫生死角，如电视机、电脑、茶几、床下、沙发缝等，这些地方容易积灰，咳嗽的宝宝吸入灰尘，容易引起过敏，更不利于病情的恢复。

5 宝宝的床单、被褥、毛巾等用品要尽量用纯棉材质的，而且要经常换洗；经常清洁宝宝的玩具，尤其是毛绒玩具，这些都有可能是螨虫的"栖息地"，引起宝宝过敏性咳嗽，也可加重咳嗽症状。

6 如果宝宝喉咙痰多，年龄大一些的宝宝，爸爸妈妈可教宝宝怎么咳痰；年龄较小的宝宝，爸爸妈妈可以将宝宝竖着抱起，轻轻地拍打后背，能缓解咳嗽带来的不适。

7 咳嗽的宝宝不宜洗澡，尤其是年龄较小的宝宝，可能会因为洗澡而哭闹不止，继而加重咳嗽；也有可能因为洗澡的时候着凉了而使咳嗽变得更厉害。

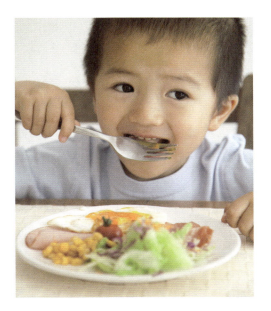

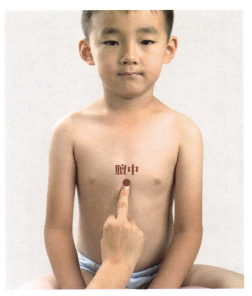

膻中

宝宝咳嗽时的饮食宜忌

✅ 饮食要清淡、易消化；喉咙痛的宝宝，爸爸妈妈要准备流质或半流质食物，如果汁、米粥、软烂的面片汤等。

✅ 多让宝宝吃新鲜的蔬菜、水果，有助于补充水分，缓解咳嗽引起的咽喉不适；蔬菜、水果中含有的维生素有助于咳嗽的治疗。

✅ 风热咳嗽的宝宝适当喝冰糖梨水，有润肺止咳的作用，有助于疾病痊愈。

❌ 风寒咳嗽的宝宝忌喝冰糖梨水，有可能会加重病情。6个月以下的宝宝也不宜喝冰糖梨水。

❌ 忌辛辣刺激食物，如辣椒、生姜、葱等，会刺激咽喉而加重咳嗽。

❌ 忌寒凉食物，如冰镇饮料、生冷瓜果等，可加重咳嗽症状。

❌ 忌甜食。点心、蜜饯等甜食含糖量高，可使宝宝的喉咙感觉黏黏的，加重咳嗽的症状。

帮宝宝按摩也能缓解咳嗽

当宝宝咳嗽比较严重时，可以通过按摩的方法来帮助宝宝缓解咳嗽。方法为：让宝宝仰卧，用中指轻揉宝宝胸口中央的膻中穴2分钟，然后两手拇指相对，其余四肢分开，从宝宝胸骨顺着肋间向外分推至腋中线，反复按摩3分钟。这种方法可起到宽中理气的作用，帮助宝宝缓解因咳嗽而使胸部发紧、发闷的现象。

贴心·提示

如果宝宝咳嗽不止，喉咙中痰声不断，既吐不出又咽不下，可经常给宝宝翻身或拍背，一则促进肺部的血液循环，二则使支气管内的痰液松动而易于排出。拍背的方法如下：宝宝侧卧或抱起侧卧，妈妈五指微屈成半环状，即半握拳，轻拍宝宝的背部，两侧交替进行。拍击力量不宜过大，由上而下，从外向内，依次进行。每侧拍3~5分钟，每天两次或三次。

小儿鼻炎危害大，不可掉以轻心

宝宝在2岁半的时候，常用手抠鼻子。我跟宝宝说了好几次，别再抠鼻子，这样容易伤到鼻子里的"肉肉"，而且显得不礼貌。但是，宝宝依旧如故。后来我还发现宝宝一靠近花，就有打喷嚏、流鼻涕、鼻子痒的症状，不停地揉鼻子。原来宝宝患有过敏性鼻炎。

宝宝患有鼻炎，最开始表现的症状通常为打喷嚏、流鼻涕、鼻子痒等，有时候可能伴有咳嗽，爸爸妈妈往往会认为宝宝是感冒了，殊不知是鼻炎在作怪。引起小儿鼻炎的原因有很多，如过敏、在病毒性感冒的基础上继发感染等。最常见的是过敏性鼻炎。

小儿鼻炎的 3 大危害

引起眼睛发痒

宝宝的身体免疫力较低，各系统功能未发育完善，一旦遇到过敏原，便很容易引发过敏反应。鼻子与眼睛相连，宝宝出现过敏性鼻炎时，可使眼睛发痒而不停地揉眼睛、流眼泪。

引起中耳炎

过敏性鼻炎如果得不到及时处理，会累及咽鼓管黏膜，使其发生水肿，进而导致咽鼓管阻塞、中耳腔积液，发生中耳炎。

导致其他疾病

小儿鼻炎看起来是小病，实际上其发炎部位毗邻中耳，而且病变比较隐蔽，所以患有鼻炎的宝宝通常有哮喘、头痛、头晕等症状。如果不及时治疗，有可能导致宝宝食欲下降、体重减轻、注意力不集中、记忆力减退等后果。

小儿过敏性鼻炎不能随意用药

小儿过敏性鼻炎用药基本上与成人相似，都是激素类药物，易产生耐药性。如果盲目用药，不仅不能解决鼻炎问题，还会带来药物的毒副作用。因此，如果宝宝患有鼻炎，要及时带宝宝就医，并在医生的指导下用药。因为宝宝的病情千变万化，要定期复诊，医生会根据宝宝的病情调整药物的用量及品种。

鼻炎恢复期，要避开浓烈气味

1 宝宝患鼻炎期间，不要让宝宝接触妈妈的化妆品，以及油漆、汽油、酒精等有异味的物品，以免加重鼻炎症状。

2 保持室内干燥通风，尽量不在室内摆放植物，尤其是花粉多、香味浓郁的花卉，要定时清扫房间，清扫时要避免尘土飞扬。室内花香味过浓、尘土过多等，都有可能刺激鼻黏膜，诱发或加重鼻炎。

3 不要在室内吸烟，烟味也会刺激到宝宝的鼻黏膜而诱发或加重鼻炎症状。另外，不要带宝宝到空气不流通、人多的公共场所，一是因为空气不流通可诱发或加重鼻炎，二是宝宝的抵抗力比成人差，也容易感染细菌而生病。

预防过敏引起的小儿鼻炎

宝宝患鼻炎期间，饮食要清淡、易消化，避免食用鱼虾、鸡蛋、牛奶、海鲜等容易导致过敏的食物。

床上用品最好使用防螨材料制品，室内少放毛绒玩具、地毯、挂帘等，这些地方是螨虫藏匿之处，而螨虫是引起过敏性鼻炎的重要诱因。

花粉多的季节少带宝宝出门，尤其是有风的时候，要特别减少甚至避免户外活动，因为花粉是引发过敏性鼻炎的重要因素。

带宝宝外出回家后，用温水给宝宝洗脸、鼻子、手等部位，有助于减少过敏性鼻炎的发生。

定期带宝宝注射疫苗，加强体育锻炼，帮助宝宝养成规律的生活和饮食习惯，以提高宝宝的免疫力，对宝宝预防鼻炎或缓解鼻炎症状都很有益。

当宝宝发生过敏性鼻炎时，爸爸妈妈首先要确定过敏原，减少或尽量避免宝宝与过敏原接触。如果确定了过敏原，而宝宝又不能避免与之接触，建议咨询医生是否需要进行脱敏治疗。

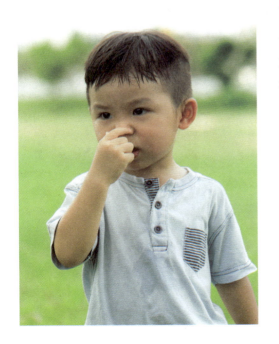

贴心·提示

急性鼻炎是鼻腔黏膜的急性炎症，俗称感冒或伤风，主要由病毒感染引起，反复发作两个月以上可发展成慢性鼻炎。因此，当宝宝感冒时，一定要及时治疗，以防慢性鼻炎的发生。

小儿哮喘，要防也要控

小儿哮喘是常见的慢性呼吸道疾病，具有反复发作、难以根治的特点。宝宝一旦患上小儿哮喘，不但会影响身体健康，也会让爸爸妈妈承担很大的精神压力。只有了解小儿哮喘的症状、原因，掌握正确的预防和控制方法，才能有效减少小儿哮喘发作的次数，逐渐摆脱小儿哮喘的困扰。

小儿哮喘的症状

不同年龄，小儿哮喘的发作症状也有所差异。通常，2 岁以下的婴幼儿哮喘，发作前往往有 1~2 天的感冒症状，可有鼻痒、喷嚏、流清涕、揉眼睛、揉鼻子等表现，并伴有明显的咳嗽、喘息症状。年龄大一些的宝宝，发病往往比较突然，常以一阵阵咳嗽开始，继而出现喘息、呼吸困难等症状。

哮喘的症状具体如下

常有喷嚏、流鼻水、鼻痒（过敏性鼻炎）、喉痒、咳嗽（过敏性咳嗽）等先兆症状。
有刺激性咳嗽症状及白色泡沫痰。
屡次发作且呼吸困难，伴喘鸣音，晚上发作时症状更为严重。
哮喘发作时，贴近宝宝的双肺，可听到喘鸣音，用听诊器听，声音更清晰。
哮喘发作时出现严重的呼吸困难。在合理使用药物后仍不见缓解，可出现出汗、面色青紫或苍白、神志不清等症状。

哮喘发作的常见诱因

爸爸妈妈要找出生活中哪些因素会引起宝宝的哮喘发作，然后尽力帮助宝宝避免接触这些诱发因素。诱发哮喘的常见诱因有以下 4 类。

1 吸入过敏原，如尘螨、花粉、粉尘以及香烟、异味气体等。爸爸妈妈应清理好宝宝身边容易引起吸入性过敏的哮喘诱因。

• 尘螨多生长于居室的皮毛制品或其他柔软的物品中，所以爸爸妈妈要定期用高温热水烫洗或者日光暴晒被单、枕套、窗帘和床垫。

• 不要在居室里铺地毯，地毯也是螨虫喜欢藏匿的地方。

• 猫、狗、兔、鸽子等宠物也有可能使宝宝过敏而诱发哮喘，所以尽量避免在家中饲养这些宠物，更不能让这些动物进入哮喘宝宝的卧室。

2 吃入过敏原，主要为异源蛋白质，如牛奶、鸡蛋、海鲜、蚕豆等，都可诱发哮喘。给哮喘宝宝准备的食物应营养全面，保证蛋白质、膳食纤维、维生素、钙、铁、锌等营养物质的全面摄入。同时，不要让宝宝吃过敏食物。

3 气温突然降低，或者是大气气压降低，也可诱发哮喘发作。爸爸妈妈一定要注意不能让患哮喘的宝宝受凉。尽量少吹空调，避免风扇冷气直接对着宝宝的身体吹。

4 大哭大闹、紧张恐惧等精神因素也可引发哮喘。对哮喘宝宝要多安慰和鼓励，消除其紧张和焦虑的情绪，爸爸妈妈可以通过暗示、说服、解释等方式转移宝宝的注意力。

为宝宝选择合适的药物

不论医生开具哪种药物，具体的用法、用量应遵医嘱，切不可盲目用药。另外，哮喘发作严重时，可导致宝宝缺氧，这时，爸爸妈妈首先要安抚宝宝，让宝宝坐在凳子上或床上，使他平静下来，然后再给他服用平喘药物。

帮助宝宝打造强健体质

适量运动有助于增强宝宝的抵抗力，减少哮喘的发作。在天气好的时候，可带宝宝到户外呼吸新鲜空气，冬天的时候要经常带宝宝晒太阳。如果宝宝正处于哮喘发作期，则应让宝宝多休息。

贴心·提示

当宝宝发生哮喘时，应紧急处理，宝宝的哮喘得到缓解后，爸爸妈妈可回想一下宝宝做了什么，吃了什么，在什么地方停留，什么时候哮喘发作，什么时候症状加重等问题。这样有助于找到过敏原。

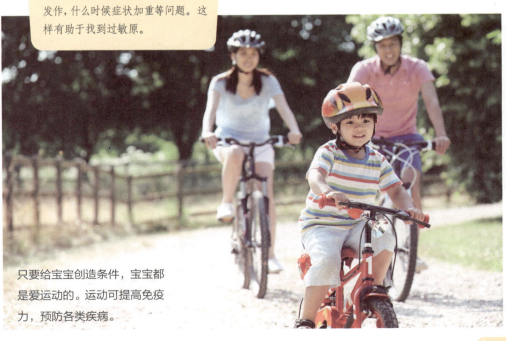

只要给宝宝创造条件，宝宝都是爱运动的。运动可提高免疫力，预防各类疾病。

宝宝喉咙痛，可能是扁桃体发炎了

宝宝感冒、发热时，到医院检查，医生通常会检查宝宝的喉咙，也就是检查扁桃体是否发炎。扁桃体是由一层充满褶皱的黏膜组成的沟，具有防止病毒和细胞从口鼻侵入身体的作用，可以说是人体的一道屏障。扁桃体作为呼吸道及消化道的"门户"，当细菌病毒来临时，扁桃体成为第一道防护。一旦宝宝的抵抗力下降，细菌病毒就会在此大量繁殖，扁桃体就会发炎，进而使宝宝出现发热、咳嗽等症状。

如何知道宝宝扁桃体发炎了

扁桃体发炎时，用手电筒照宝宝的口腔，可发现咽部扁桃体充血、肿胀、化脓，扁桃体的陷窝上出现许多小脓栓，严重的会布满脓苔。宝宝扁桃体发炎后，最明显的表现就是感觉喉咙痛，喝水、饮食受到影响。

扁桃体炎分急性、慢性两种，所表现出的症状也有所不同：

分类	症状
急性扁桃体炎	宝宝发生急性扁桃体炎时，可出现发热、寒战、全身无力、头痛及全身痛等症状，跟感冒类似。与普通感冒不同的是，发生急性扁桃体炎，医生检查咽部时可发现扁桃体上有脓
慢性扁桃体炎	急性扁桃体炎治疗不及时、反复发作，可转为慢性扁桃体炎。慢性扁桃体炎可引起扁桃体肥大，使宝宝呼吸困难，特别在睡觉时，有可能因舌头松弛而打鼾，时间久了会因慢性缺氧而影响生长发育及智力发育。如果出现上述情况，则需要及时带宝宝就医

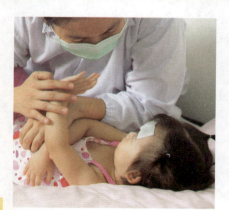

另外，急、慢性扁桃体炎可引起多种并发症，如急性中耳炎、鼻炎、鼻窦炎、咽炎、肾炎等。因此，如果宝宝说喉咙痛，或者饮食受到影响时，爸爸妈妈要及时检查扁桃体是否发炎，如果发炎要及时就医。

4~6 岁是小儿扁桃体炎的高峰期

一般来说，2 岁以下的宝宝很少发生扁桃体炎，因为 2 岁以下的宝宝扁桃体还没有发育成熟，对外界的病原微生物反应不强烈。2 岁以后，随着宝宝扁桃体逐渐发育成熟，其对外界致病因素的反应开始变得强烈，特别容易出现扁桃体炎。

扁桃体经常发炎，需要手术切除吗

宝宝患有扁桃体炎后，医生会根据病情决定是否切除。如果扁桃体严重肿大，影响到宝宝的呼吸、吞咽和发音，睡觉时打鼾，影响生长发育，一年内严重发炎四五次，成为病灶，有损害心、肾功能，则需要手术切除。如果进行切除手术，术后 1~2 周宝宝只能吃蛋羹、面片汤等流质或半流质食物。

如果不需要切除，爸爸妈妈应遵医嘱给宝宝吃药。一般细菌感染需要使用有效抗生素，如青霉素、头孢菌素类；病毒感染时用抗病毒制剂，如利巴韦林。具体的用法、用量一定要严格按照医生的要求进行，爸爸妈妈切不可自行给宝宝用药。

扁桃体发炎期间，爸妈要这样做

当宝宝出现扁桃体炎时，爸爸妈妈要及时带宝宝就医，并做好日常护理工作。

每天给宝宝漱口

宝宝扁桃体发炎，在遵医嘱给宝宝服药的同时，每天可用淡盐水给宝宝漱口，有消炎、杀菌的作用，有助于缓解炎症。

忌辛辣、油腻食物

辛辣、油腻食物可刺激宝宝的咽喉部位，使扁桃体红肿更严重。因此，宝宝扁桃体发炎期间，饮食应清淡、易消化。平时，少给宝宝吃肉、零食等容易上火的食物，有助于预防扁桃体炎的发生。

补水、散热

让宝宝多喝水，以补充水分，也可让宝宝多吃富含水分的食物，如米汤、果汁等。另外，如果宝宝有发热的症状，可用凉毛巾或冰袋敷宝宝的头颈部位，也可以用低浓度酒精擦拭宝宝的头部、腋下、四肢，以帮助散热。

让宝宝养成良好的卫生习惯

让宝宝养成早晚刷牙、饭后用温水漱口的良好卫生习惯，注意口腔的卫生，对预防和缓解扁桃体炎都有好处。

宝宝经常用手揉眼睛，最容易"招惹"沙眼

5岁的岩岩总是频繁而用力地眨眼睛，有时半分钟会眨眼睛不下20次，还经常揉眼睛。除此之外，岩岩没有其他不舒服的症状，也没有说眼睛痛或者难受。岩岩妈妈发现这种情况后，担心岩岩近视看不清楚，就赶紧带他来医院检查。检查后发现岩岩的视力很正常，双眼都是5.0，而上眼睑结膜表面粗糙不平，有形似沙粒、大小不一的滤泡增生。岩岩是患了沙眼。沙眼若不及时治疗影响很大。

沙眼是小儿常见的慢性传染性眼病，是由一种极微小的病原微生物——沙眼衣原体引起的眼病。生活中，宝宝眼睛不舒服的时候，都喜欢用脏手揉搓眼睛，这样很容易患上沙眼。

沙眼一开始没有什么特别的症状，常被忽略。到了病情严重的时候，会感到眼睛发痒、怕光、流眼泪等。严重的还有可能影响到视力的发育，甚至导致失明。

因此，如果宝宝总是揉眼睛，流眼泪，或者告诉你他眼睛发痒，爸爸妈妈一定要重视。

宝宝患了沙眼怎么办

针对沙眼，医生一般会给予滴眼液。爸爸妈妈需要在医生的指导下，用0.1%利福平滴眼液或0.3%氧氟沙星滴眼液给宝宝滴眼，每天4~8次，每次1~2滴。夜间临睡前可用干净的棉签蘸取金霉素或氧氟沙星、环丙沙星眼膏，涂抹在宝宝的眼睛上。如果宝宝病情严重，则需要遵医嘱给宝宝服用螺旋霉素、多西霉素等。

沙眼可传染，预防是关键

沙眼是可以传染的一种眼病，凡是被沙眼衣原体污染了的手、毛巾、手帕、脸盆、水及其他公用物品都可能传播沙眼病菌。由于沙眼的传染性，爸爸妈妈需要及时识别宝宝的沙眼症状，及早隔离治疗。

沙眼的预防，关键是生活中要培养宝宝良好的卫生习惯，需要做到以下几个方面。

1 告诉宝宝不用手揉眼睛，尤其是玩耍后手上沾有泥土时，更不能用手揉眼睛。

2 宝宝的毛巾、手帕要勤洗，经常放在太阳下暴晒；家庭各个成员的毛巾、手帕要分开，尤其是大人与宝宝不能共同使用同一条毛巾、手帕。

3 爸爸妈妈要勤洗手，尽可能地用流水洗手、洗脸，不用脏手、衣服或不干净的手帕去擦拭宝宝的眼睛。

4 宝宝在幼儿园、学校的物品也要一人一份，单独使用，不要混用。

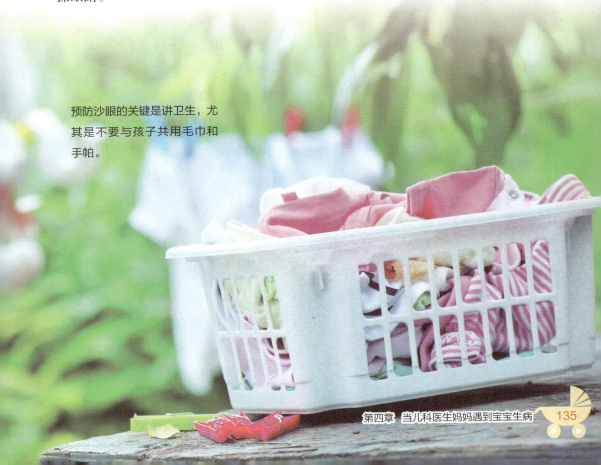

预防沙眼的关键是讲卫生，尤其是不要与孩子共用毛巾和手帕。

宝宝眼睛红肿，可能是红眼病

3岁的乔乔来门诊看病的时候，眼睛红红的，有点儿肿。乔乔妈妈说，乔乔上了几天幼儿园，眼睛分泌物多，慢慢开始变红，早上醒来时眼皮常被黏住。我给乔乔做了检查，是传染性结膜炎，也就是人们常说的"红眼病"。红眼病有传染性，我让乔乔妈妈立即带乔乔到眼科治疗。

红眼病是一种急性传染性眼炎。接触红眼病患者用过的毛巾、洗脸用具、水龙头、门把、玩具、游泳池的水等，都有可能染上红眼病，因而幼儿园、小学、中学、医院等公共场所是红眼病的"高危场所"，在春夏红眼病高发季节，爸爸妈妈尤其要注意宝宝眼睛的健康。

红眼病有哪些症状

红眼病发病初期，宝宝会经常揉眼，眼部有灼烧、刺痛、怕光等感觉。宝宝的眼睑逐渐红肿，并出现大量分泌物，早上起床时分泌物将上下睫毛粘在一起，睁不开眼。眼睛白眼珠部分呈现火红色或鲜红色的充血症状，伴有水肿，严重的可出现血点或血斑。病情严重的宝宝还会出现发热、头痛、耳前淋巴结肿大等症状。红眼病有传染性，一侧眼睛发病，通常会传染给另一只眼睛，从而造成双眼先后发病。

严格按照医嘱用药

宝宝患有红眼病后，爸爸妈妈要及时带宝宝就医，并遵医嘱给宝宝用药。医生通常会根据宝宝的发病原因、病情发展开具抗生素类的氧氟沙星、环丙沙星、庆大霉素等眼药水和抗病毒类的阿昔洛韦、利巴韦林等眼药水，具体的用法用量应遵照医嘱。

爸爸妈妈在给宝宝滴眼药水之前，要先用洗手液将双手清洗干净。另外，宝宝双眼病情发展不一样，很可能用药也不一样，爸爸妈妈要给宝宝的两只眼睛分别用药。可以在眼药水的外包装上注明左右，以免混淆。给宝宝滴药水后，爸爸妈妈还要用洗手液将手彻底洗干净。

宝宝患了红眼病的家庭护理

正确清洗眼睛

宝宝患有红眼病，早上眼睛容易被分泌物粘住而睁不开，这时爸爸妈妈不要强行剥掉分泌物，这样会让宝宝的眼睛更加灼痛。可用纱布蘸上淡盐水或凉开水，频繁轻按在粘住眼睛的分泌物上，等分泌物变软后，再用湿纱布将其擦掉。或者是在眼睛上滴眼药水，将分泌物软化，然后再用干净的纱布轻轻擦掉分泌物。注意不要用温热的毛巾敷眼睛，这样会加剧充血，使炎症扩散，甚至引起并发症。

饮食宜清淡

平时给宝宝准备的食物要清淡、易消化，不要让宝宝吃辛辣刺激的食物，如洋葱、韭菜、蒜、辣椒、芥末等。另外，黄鱼、鳝鱼、虾、蟹等腥膻发物也有可能加重病情，宝宝患有红眼病期间要少吃或不吃。

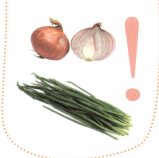

注意个人卫生

患红眼病期间，宝宝的洗漱用具、毛巾等应单独使用，并且要注意及时消毒。给宝宝擦拭眼睛分泌物时，应用干净的纱布或柔软的卫生纸，用完后立即丢弃，不要用手帕。宝宝的玩具也要及时消毒。

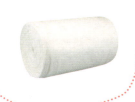

怎样减轻宝宝的眼部不适

1 **减少阳光刺激：** 宝宝患有红眼病时通常会出现怕光的症状，为了减轻这种不适感，要尽量缩短宝宝外出的时间。如果需要出门，则要给宝宝戴帽檐比较长的帽子或黑色太阳镜，以减轻阳光对眼睛的刺激。

2 **冷敷减轻痛感：** 如果宝宝眼睛肿痛难忍，爸爸妈妈可给宝宝冷敷眼睛。冷敷的时候，让宝宝把眼睛闭上，爸爸妈妈用干净的纱布蘸取凉开水，拧去多余水分，使纱布湿润但又不滴水，然后敷在宝宝的眼睛上。这样有助于降温、消肿褪红。

养成良好的卫生习惯是预防红眼病的关键

我们先来看一下红眼病的传染途径：

患病宝宝揉眼睛，使手上沾有病菌→患病宝宝用沾有病菌的手拿毛巾擦眼睛，使毛巾沾有病菌（或用手玩玩具，摸门把手等）→健康宝宝接触沾有病菌的毛巾、玩具、门把手等，使手上沾有病菌→用手揉眼睛，使眼睛感染病菌而发病

预防红眼病，需要根据以上红眼病的传染途径来制定对策，其中养成良好的卫生习惯是预防红眼病的重中之重。尤其在红眼病的高发季节，要让宝宝勤洗手，勤给宝宝剪指甲，严禁宝宝用脏手揉眼睛。不要让宝宝与大人共用毛巾或个人卫生用品，宝宝的毛巾、玩具等物品要经常消毒。另外，家中的门把手、水龙头、电话等物品也要经常消毒。

贴心·提示

有些爸爸妈妈发现自家宝宝患了红眼病，就自行去药店给宝宝买药膏涂抹。这种方法是错误的。红眼病多由细菌性结膜炎和病毒性结膜炎引起。宝宝患了红眼病，爸爸妈妈要及时带宝宝去医院眼科检查，并进行针对性治疗，不能随便滥用眼药膏，以免加重病情。

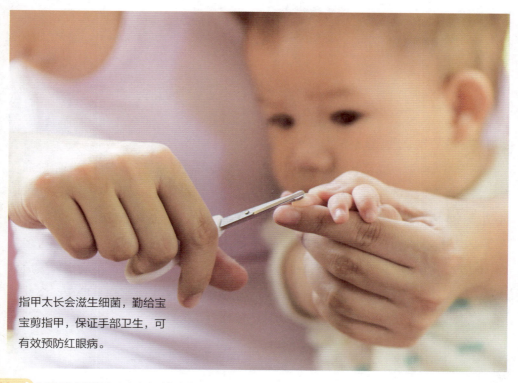

指甲太长会滋生细菌，勤给宝宝剪指甲，保证手部卫生，可有效预防红眼病。

保护好宝宝的耳朵，告别中耳炎

有一天晚上，一个2岁多的宝宝来急诊，她父母说："宝宝平时很乖，一般晚上醒一两次，抱一会儿或者喂奶就好了，但是这几天宝宝晚上总是不停地哭，以为是因为肠绞痛，于是给她按摩，逗她抱她，可宝宝一会儿又醒又闹。"我给宝宝做了检查，不是肠绞痛。正疑惑间，注意到一个细节，宝宝的爸爸碰到了她的耳朵，她立马躲开了。我给宝宝检查了耳朵，发现外耳道上有黄色的干性分泌物，耳内有臭味。原来宝宝是患了中耳炎，耳朵疼，所以哭闹。

很多爸爸妈妈都以为自己把宝宝照顾得好好的，宝宝哭闹多是因为吃多了或者是不开心了，很少想到中耳炎。其实，中耳炎跟很多炎症一样，总是在爸爸妈妈们"愣神"的一瞬间就瞄上宝宝了。

中耳为什么会发炎

在中耳腔内，有一条细管子通往鼻咽部，医学上称为咽鼓管。由于宝宝的咽鼓管比较短、宽且直，呈水平位，加上宝宝机体抵抗力较弱，容易患急性鼻炎、扁桃体炎等上呼吸道感染疾病，而某些传染病如麻疹、猩红热、流感等常常会引起鼻咽部的分泌物增多，或由于婴儿吐奶、呛咳及擤鼻涕用力太猛时，细菌便很容易从咽鼓管进入到中耳，这已经成为化脓性中耳炎最常见的原因。

此外，给宝宝掏挖耳朵，不小心损伤了外耳道黏膜或鼓膜导致感染，也有可能蔓延到中耳发生炎症。

中耳炎的症状

中耳炎不像感冒发热，一下子就能看出来。有的宝宝还小，不会明确表示"耳朵疼"，爸爸妈妈便不容易察觉。如果宝宝有了以下这些表现，爸爸妈妈就要引起注意了。

1 **发热：** 宝宝连续3天发热37.5℃以上，吃了药热却持续不退时，就要考虑宝宝有患中耳炎的可能，要尽早去耳鼻喉科检查。

2 **挠耳朵：** 如果宝宝不断地摸耳朵、挠耳朵、揪耳朵，要想到他是不是患了中耳炎。

3 摇头：当发现宝宝躁动不安、摇头时，要想到他耳朵可能不舒服。

4 哭闹：宝宝突然变得烦躁、爱哭，而且夜里总是睡不好觉，这时要立即带他去看医生。

5 耳朵积水：当发现有黄色分泌物流出的时候，就要注意了。

6 听力不好：鼓膜里有渗出液会导致听力下降。如果你发现宝宝对你的召唤反应迟钝，叫他几遍也不理睬，要赶快带他去耳鼻喉科检查。

中耳炎在不同阶段有不同症状

阶段	症状
第一阶段	咽鼓管阻塞期，表现为精神萎靡、胃口差，出现耳鸣、耳内不适等症状，常伴有低热，影响到宝宝的睡眠和日常活动。因为症状不明显，常被忽视
第二阶段	化脓前期，炎症继续发展，表现为发热，体温可高达40℃，宝宝会出现哭闹不安、听力下降和耳朵剧痛的症状，同时伴有恶心、呕吐、腹泻等消化道症状，类似感冒或肠炎
第三阶段	化脓期，表现为发热、拒食，严重者面色发灰、听力下降，耳痛向四面波及
第四阶段	消散期，也是恢复期，一般在患病4~5天，体温下降，耳痛消失，宝宝可以入睡。但鼓膜破溃，脓液从耳道流出，耳鸣和听力下降的症状仍然存在

宝宝得了中耳炎怎么办

及时去医院

宝宝患中耳炎后一定要及时看医生，遵医嘱认真治疗，不能自行服消炎药而使宝宝未得到彻底治疗而留下隐患。

中耳炎如果治疗不及时，尤其是婴幼儿期的宝宝机体抵抗力低，中耳炎会向附近器官扩散，会引起乳突炎甚至颅内感染等严重后果。因此要早诊断、早治疗。

按医嘱治疗

中耳炎治疗主要靠有效的抗生素药物，常用青霉素、红霉素等，要求剂量足够、疗程至少1周以上。还有耳朵局部的处理措施，如清洗、引流脓液、耳用抗生素药物滴剂和少量耳用粉剂等。

如果宝宝患的是慢性中耳炎，经治疗后仍不见好，且化脓有恶臭、耳后红肿疼痛，说明有可能是合并乳突炎，要及时带宝宝到医院诊治，必要时需拍片。

正确给宝宝滴药

治疗中耳炎一般采取耳道内滴药的方法，这就要求宝宝配合。对于较大的宝宝，要进行说服教育，使其侧卧于床上，或者坐在椅子上，头偏向一侧；对于较小的宝宝，需要固定住其身体和双手，头部侧着固定好。给宝宝滴药时应注意以下4点。

1 如果宝宝耳内有脓液，在滴药前先用浓度为3%的双氧水清洁耳道。方法为：将宝宝的耳郭向后下方牵拉，同时将耳屏向前推移，使外耳道变直张开，再用消毒棉签轻轻清洗。

2 药液温度要与体温相近，如果药液过冷，应稍稍加温，以免在药液滴入后，宝宝出现恶心、呕吐等不良反应。

3 滴管不要接触外耳道壁，并时刻保持宝宝外耳道及耳前皮肤的清洁。由于外耳道有一定的倾斜度，所以滴药前应将宝宝的耳道拉直，使药液顺利流入。

4 为了促使药液流入鼓膜区，滴药以后让宝宝暂时不要动，保持侧卧，待药液渗入耳内组织以后再起来。

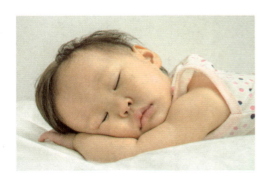

宝宝治疗期间的饮食宜清淡、易消化

治疗中耳炎期间，宝宝的饮食要以清淡、容易消化、营养丰富为原则，多吃新鲜蔬菜和水果，不要吃辛辣刺激的食物，如韭菜、葱、蒜等，以防热毒内攻；平时可以让宝宝多吃一点清火败毒的食物，如金银花露、绿豆汤等。

正确的喂食方式有助于预防中耳炎

不当的喂食方式可使汤汁、果汁或配方奶流入宝宝的耳朵，使其容易感染中耳炎。那么，怎样做才能有助于减少宝宝中耳炎的发生概率呢？

宝宝躺在床上时，不要给宝宝喂食。因为躺着的时候不利于吞咽，会导致汤汁、果汁或配方奶从宝宝口中流出，极有可能流到耳朵，造成中耳炎。

用奶瓶喂奶时，不要让宝宝把奶瓶举得太高。让宝宝垂直握住奶瓶，进行喂食。同时保证宝宝不要吃得太快，避免营养液溢出，流入中耳的咽鼓管。对于月龄较少、不能自己抓握奶瓶喝奶的宝宝，妈妈在喂养的时候，注意不要让宝宝平躺，妈妈可选一个舒服的姿势坐好，让宝宝的头枕着爸爸妈妈的一只胳膊，让宝宝偎依在胸前，再将奶嘴放入宝宝的嘴中，使奶瓶与宝宝的嘴保持90°左右的角度。

让宝宝少含奶嘴。因为频繁的吸吮动作容易使病菌从鼻腔后端进入咽鼓管。

保持鼻腔清洁可预防和缓解小儿中耳炎

保持鼻腔清洁，可减少污物进入耳道，从而降低中耳炎的感染概率。爸爸妈妈要帮助宝宝养成良好的卫生习惯，在宝宝外出回家后，要用温水给宝宝清洗鼻腔。当宝宝有鼻涕时，爸爸妈妈要教宝宝正确的擤鼻涕方法：先用手指压住一侧鼻孔，稍用力向外呼气，另一侧鼻孔的鼻涕即可擤出。一侧擤完，再擤另一侧。擤鼻涕时要温和而不要用力过猛。另外，爸爸妈妈还要教宝宝不要捏住鼻子强忍喷嚏，因为这样也可使感染传至耳朵。

多让宝宝参加体育锻炼和户外活动，可增强免疫力，有效预防疾病。

预防小儿中耳炎，还要注意这些细节

加强宝宝的体格锻炼，多带宝宝到户外活动，多晒阳光，增强体质和抗病能力，以减少宝宝患病的概率。

天气寒冷或气温急剧下降时，要注意给宝宝防寒保暖，及时防治感冒，因为很多中耳炎都是由感冒引起的。

让宝宝远离二手烟，因为吸入二手烟会使宝宝中耳炎感染率增加 19%。

调整睡姿。仰卧和侧卧的睡姿可以增多宝宝睡觉时的吞咽动作，从而促进中耳部位黏液的流出，降低病菌存留的概率、降低感染的危险。

给宝宝洗澡、洗头时要用手堵住外耳道口，以防污水流入耳道内。如果不慎让水进入耳朵，则需要及时处理，具体方法参见本书第 225 页。

如果宝宝爱哭，爸爸妈妈要让宝宝坐起来，或者把宝宝竖抱起来，以防泪水流入耳内。

保护好宝宝粉嫩嫩的小嘴巴

宝宝3岁的时候，遭遇了一次难以言说的病痛——口角炎。还记得当时宝宝两边嘴角都呈黄白色，一吃饭就出血。因为疼，那阵子宝宝吃饭受到很大影响。还好宝宝的口角炎是因为缺乏维生素 B_2 引起的，进行食补之后，再配合维生素 B_2 外敷，一段时间之后就好了起来。

口角炎就是"烂嘴角"

口角炎也叫"烂嘴角"，就是嘴的两边"烂了"、裂开了。口角炎的症状主要表现为：两边口角呈黄白色，严重时表现为潮红、起疱疹，出现乳白色糜烂、裂口、结痂等症状。口角炎多伴有烧灼和疼痛感，嘴一张就容易出血，吃饭、说话都会受影响。

口角炎的药物治疗

1 如果是疱疹引起的口角糜烂，可在保持口腔清洁的基础上，在口角局部涂敷四环素粉2~3天，并在医生的指导下口服吗啉胍。

2 将维生素 B_2 研成粉末状，然后用淡盐水清洗宝宝的口角患处，轻轻去除结痂，待干燥后将维生素 B_2 粉末涂敷在口角上，每天饭后和睡前各涂敷1次，一般3~5天即可痊愈。

3 如果是霉菌感染引起的口角炎，可用克霉唑软膏涂敷，数天后可痊愈。

口角炎的居家防治措施

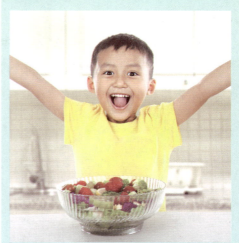

给宝宝准备的饮食不宜过于精细，注意让宝宝多吃蔬菜、水果、蛋黄、动物肝、牛奶等食物，以补充维生素 B_2，维生素 B_2 缺乏可导致口角炎。

冬春季节天气干燥，宝宝容易口角干裂。此时，最好不要用碱性过大的洗浴用品给宝宝洗脸，以免刺激伤口。

宝宝洗脸后，或者睡觉前，在宝宝的嘴角涂抹一些护肤油脂，也可以涂抹红霉素眼膏，有很好的润肤、消炎功效。

宝宝嘴巴疼、不爱吃饭，可能是口腔溃疡

宝宝吃饭一向香，但突然有一天，我发现宝宝不但吃饭磨磨蹭蹭，就连平时最爱吃的零食也提不起兴趣了。我问宝宝为什么，宝宝指着嘴巴说："我这里疼。"我检查后发现，宝宝嘴里长了溃疡，而原因则是前两天吃东西吃得太急，自己咬破了，这两天喝水少，又吃了不少零食，应该是疮口有些发炎了，还有些上火。还好不是特别严重，多喝水，过几天就好了。

口腔溃疡和牙痛一样，看起来不起眼，疼起来却要人命。而且，由溃疡还可引发如发热、口腔破溃、食欲不振、烦躁、睡眠不安等症状。偏偏很多宝宝都会时不时发生这样的情况，有些爸爸妈妈对宝宝的口腔溃疡没有引起足够的重视，自己去药店买西瓜霜喷剂等药物来治疗，这样的行为是很不恰当的。

小儿口腔溃疡的症状

小儿口腔溃疡的主要症状就是口腔里长有溃疡，通常在面颊、嘴唇内部或舌头边缘，出现单一或成群的溃疡伤口。每个溃疡伤口周围都呈现黄色或白色，而中心则呈现灰色。在口腔溃疡形成之前，口腔内壁、嘴唇内侧或舌头处会出现疼痛感或灼热感。

引起口腔溃疡的因素

创伤引起的溃疡	宝宝吃饭时烫伤、咬伤或者吃硬的东西时碰伤，爸爸妈妈没有对宝宝口腔内的伤口进行消毒，进一步感染而引发溃疡
缺乏 B 族维生素	如果宝宝偏食、挑食，营养摄入不均，缺乏 B 族维生素，可出现各种口腔炎症，包括溃疡、口角炎等
上火引起的溃疡	宝宝吃太多高热量的食物，喝水少，天气干燥等，使身体积热，可引起口腔溃疡
病毒感染引起溃疡	如果宝宝感染口腔黏膜病毒，也可导致溃疡的发生
宝宝的特殊体质	特殊体质的宝宝，可能因为药物过敏或感染等原因，出现"多形性红斑疾病"，这时宝宝身上可出现靶形红斑，口腔、阴道、尿道均有发炎、溃烂的情况

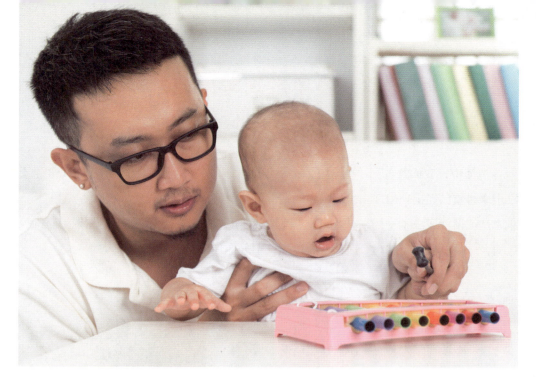

陪宝宝做游戏可转移他的注意
力，减缓他对病痛的关注。

口腔溃疡重在护理

目前，并没有特效药可使口腔溃疡面尽快愈合，而宝宝往往会因口腔内疼痛而哭闹或不愿吃饭，所以爸爸妈妈的贴心护理就是对付口腔溃疡最有效的方法。

1 如果爸爸妈妈分不清宝宝长溃疡的原因，则要尽快带宝宝去医院检查，配合医生治疗。

2 不论是哪种原因引起的口腔溃疡，每天都要定时以及饭后给宝宝清洗口腔溃疡面。清洗方法为：用消毒棉球蘸取生理盐水擦洗宝宝的口腔；擦洗后要用毛巾擦净宝宝的面部及嘴角，口唇干燥者可以涂液状石蜡或食用植物油。

3 宝宝患口腔溃疡期间，爸爸妈妈要多关心宝宝，多和宝宝交流，可以做做游戏或讲故事给他听，这样既能转移宝宝的注意力，使他暂时忽略口腔溃疡带来的疼痛，也能让宝宝在轻松、愉快的生活环境下尽快恢复健康。

4 宝宝患口腔溃疡期间，不要给宝宝吃酸、辣、咸、烫的食物，否则宝宝的溃疡处会更痛。给宝宝安排的食物要稀软、容易消化，可多让宝宝吃一些牡蛎、动物肝脏、瘦肉、蛋类、花生、核桃等富含锌的食物，以促进创面的愈合。另外，多给宝宝吃白菜、菠菜、蘑菇、茄子等富含 B 族维生素的食物。

5 如果宝宝还未断奶，应选用柔软的合适奶嘴，避免因奶嘴过硬而导致溃疡创伤面增大。

"虫牙"危害多，要早发现早治疗

生活中，我们常看到一些宝宝，小小年纪就满口的黑牙，有的宝宝甚至在恒牙还没出来时就已经出现门牙被虫蛀缺失的情况。这些都是龋齿的表现。龋齿俗称"虫牙"，意思是细菌就像虫子一样，一点儿一点儿地把牙齿"吃掉"。龋齿是婴幼儿常见的口腔疾病，一旦发现宝宝龋齿，应该及时治疗，不可拖延。

龋齿有哪些症状

龋齿初期没有明显的症状，但仔细观察牙齿，会看到牙齿表面呈粉笔样颜色或有黄褐色的斑点。随着病情的发展，牙齿光滑的表面变得粗糙，后牙咬合面发黑、颜色加深。牙表面发黑，其实就是龋齿发展到一定程度的表现。

当病变达到牙本质的浅层时，宝宝开始对冷、热、酸、甜敏感起来。一般刷牙、漱口之后，将敏感食物清理干净，酸痛的不适感就立即消失。

龋齿继续发展，可使牙齿表面出现龋洞，当较硬的食物碎块嵌入龋洞时，可引起比较剧烈的疼痛。随着病情的逐步加深，到达牙神经，可使宝宝对冷热刺激特别敏感，特别是遇到冷的刺激时，会引起剧烈的牙痛。

龋齿的危害

影响宝宝的咀嚼功能，不能把食物充分咀嚼，会加重肠胃的负担，还可影响身体对食物营养的吸收。

容易引发感染，导致牙龈炎、牙周炎等口腔疾病。

龋齿会累及临近的健康牙齿，使它们龋坏。

爸爸妈妈要定期带宝宝检查牙齿，一旦发现龋齿，要及早治疗。

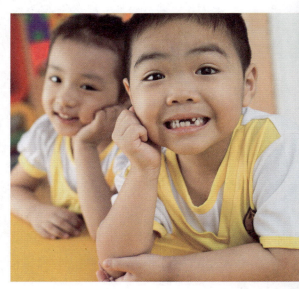

不同程度的龋齿，治疗方法各异

发展程度	治疗方法
轻度龋齿	龋齿初期治疗效果最佳。可选择适当的材料来填补龋洞。一般医生会先把龋洞周围已破坏的组织去除，再以适当的材料进行填补，进而恢复牙齿表面的完整性，防止龋齿继续发展
中度龋齿	发展到龋齿中期，在进食时会感到牙齿疼痛，对酸甜的食物会非常敏感。此时医生一般会使用根管治疗，根管治疗是通过清除根管内的坏死物质，进行适当的消毒，充填根管，然后再封闭龋洞
重度龋齿	龋齿后期的龋洞会格外明显，产生剧痛，痛苦难忍。牙髓受细菌感染而坏死，细菌甚至会从牙髓经牙根部分扩散至附近的牙周组织，引致发炎或脓肿。在这种情况下，只能拔除龋齿。不过，一般不建议宝宝拔牙，因为宝宝的牙根还没有发育成熟，拔牙会损害牙根的正常发育。而且拔牙还会使临近的牙齿倾斜，影响咀嚼。如果宝宝出现重度龋齿，非拔不可，则需要配合矫正治疗

预防龋齿的 5 个要求

1 注意口腔卫生。龋齿主要是由细菌引起的，因此要让宝宝养成良好的卫生习惯。如让宝宝养成饭后漱口的习惯，漱口可以清除食物残渣以及口腔内的细菌；早上起床、晚上睡觉之前刷牙，可清除口腔里的大部分细菌。

2 不要让宝宝含着乳头睡觉，因为乳汁和食物都可为细菌滋生提供"温床"，而且乳汁、食物发酵后可产生酸，容易诱发龋齿的产生。

3 少给宝宝吃糖，以及含糖的食物、饮料，饭前、睡前不宜给宝宝吃糖果、甜食和含糖分高的饮料。

4 使用含氟化物的药物，有助于增强牙齿的抗酸能力，预防龋齿。

5 让宝宝多吃油菜、菠菜、白菜、芹菜等富含膳食纤维的食物，有助于锻炼牙齿，而且粗纤维还可以像毛刷一样起到洁齿的作用。钙和磷都是牙齿发育必不可少的营养成分，要让宝宝多吃富含钙和磷的食物，含钙多的食物有豆类、牛奶、虾等，含磷丰富的食物有瘦肉、肝脏、鱼等。

贴心·提示

正确的刷牙方法为：牙刷与牙龈平行刷动，按照"上牙由上往下刷，下牙由下往上刷，里里外外都刷到"的方法刷牙。当有轻微的食物嵌塞在龋洞里时，可用温水漱口的方法，使其"浮"出来。

宝宝呕吐要仔细辨别原因

3 岁的豆豆突然呕吐，他爸爸妈妈吓坏了，以为是食物中毒，立马带他来医院。我摸了摸孩子的肚子，胀胀的，还总是在打嗝，除了呕吐，并没有其他不适症状。他爸妈说他中午的时候吃了 1 个馒头、1 个鸡蛋、1 个苹果，还喝了一碗粥。豆豆呕吐，并不是因为食物中毒，也不是身体上有什么疾病，而是吃得太撑了。

宝宝突然呕吐，常让爸爸妈妈慌了手脚。当宝宝呕吐时，爸妈首先要冷静下来，仔细观察，看宝宝是否有其他不适症状，并排查宝宝呕吐的原因。

宝宝呕吐并非都是生病引起的

宝宝呕吐并不一定是生病了，身体健康的宝宝也有可能发生呕吐。例如宝宝不喜欢吃某种食物，会把食物呕吐出来；受不了药物的苦味，也会把吃进去的药物吐出来；有的宝宝把吃饭当游戏，把吃进的饭吐出来，引起妈妈的注意和关注；有的妈妈逼着宝宝吃饭，宝宝已经吃到嗓子眼了，妈妈还是哄着宝宝吃，结果宝宝只能把多余的饭菜吐出来；宝宝刚吃完饭，就坐比较颠簸的车，或者是跳来跳去，也可能发生呕吐，这些都属于非病理性呕吐。

另外，当宝宝身体不舒服时也可能导致呕吐。例如肠套叠、发热、感冒等，食物中毒也有可能导致呕吐等。

宝宝发生呕吐的紧急处理

1 当宝宝突然发生呕吐时，爸妈要让宝宝侧卧，这样可以避免宝宝因为呕吐使食物呛入气管，造成严重后果。然后爸妈可用手指将宝宝口腔里的呕吐物慢慢抠出来。

2 当宝宝出现呕吐时，要辨清原因，及时带宝宝去医院，如果需要用药，一定要遵医嘱，以确保宝宝安全服药，切不可盲目使用止吐药。

3 宝宝发生呕吐后，如果精神状态良好，没有其他不适症状，可先给宝宝适当补充淡盐水，以平衡身体内的电解质。

4 宝宝发生呕吐后，症状比较轻的，可给宝宝吃一些容易消化的流质食物，少量多次进食；如果症状严重，则要暂停进食。

以下情况要及时去医院

如果宝宝只是吐一两次，没有其他不适症状，而且呕吐后照常玩耍，精神比较好，甚至不影响吃饭，体温也正常，妈妈不需要处理，应再观察一段时间，如果宝宝没有任何异常情况，则不用去医院。如果宝宝连续吐 3 次以上，或者第二天又吐了，就需要去看医生了。另外，以下情况，妈妈需要及时带宝宝去医院就诊。

宝宝感冒、发热后呕吐	感冒、发热是引起宝宝呕吐的常见原因，随着病情的好转，呕吐消失。爸妈要认真观察，及时发现合并症状
腹泻、发热后呕吐	俗话说"上吐下泻"，宝宝患有腹泻时，常伴有呕吐的症状。此时爸妈不可掉以轻心，因为腹泻有可能使宝宝电解质紊乱，如果再发热、呕吐，容易引起宝宝脱水
发热伴呕吐	很多疾病都会引起发热和呕吐，当宝宝只出现发热和呕吐的症状时，爸妈要仔细观察宝宝的病情，及时带宝宝看医生，寻找宝宝发热、呕吐的原因
突然呕吐并精神差	宝宝突然呕吐，伴有痛苦表情，面色不好，额头出冷汗，或者呕吐后精神差，看起来有些蔫儿，这可能是肠道疾病引起的，妈妈要带宝宝去看医生，找出呕吐的原因
呕吐剧烈	如果宝宝呕吐剧烈，几乎是向外喷射，而且反复呕吐，把胃里的东西全都吐出来后还是不断干呕。出现这种情况，要立即带宝宝就医
呕吐物异常	如果宝宝的呕吐物中有黄绿色胆汁样物，或褐色血样物，爸妈要立即带宝宝看医生

带宝宝看医生时，要尽量跟医生说明宝宝的呕吐方式、次数，呕吐物的形状、气味，宝宝的精神状态、食欲、大小便情况及呕吐时的伴随症状，有助于医生的诊断和治疗。

贴心·提示

宝宝呕吐，停食不停水，只要宝宝能喝水就应给宝宝经常喂水。因为呕吐可导致身体里电解质紊乱，容易出现脱水的现象。如果不及时给宝宝补水，则有可能会使宝宝的身体更加虚弱。可以在医生的指导下，给宝宝口服补液盐。

别让便秘把宝宝堵得上火

便秘是困扰爸爸妈妈的儿童常见病之一。宝宝大便干硬，排便时哭闹费力，次数比平时明显减少，有时 2~3 天甚至 4 天以上才排便一次，就是发生便秘了。小儿便秘的发生与小儿肠胃功能不完善有关，也与生活和饮食习惯有关。运动太少和过多地食用肉蛋类食物而谷物、蔬菜等食物吃得少是主要原因。

宝宝便秘容易上火

宝宝便秘，麻烦很大！如果宝宝反复出现便秘，肠道的消化和吸收功能就会逐渐减退，不仅重要的营养成分不能送往全身，而且大肠杆菌还会在胃肠道大量繁殖，由此产生的组织胺等有害物质会侵袭身体各个器官组织，造成不同程度的损害。

宝宝出现便秘，最显著的表现就是上火。这是因为停留在肠道里的大便可吸收身体的水分，使身体水分缺失。所以便秘的宝宝常有口臭、脸色发热发红、口渴等上火的症状。

水是防治便秘的最好"饮料"

水有润滑肠道、使粪便湿润柔软的作用，如果宝宝喝水少，容易使大便干结、不易排出，也就是便秘。因此，爸爸妈妈平时要多让宝宝喝水，使身体补充足够的水分。

不同年龄的宝宝，每天所需的饮水量也不一样：1 岁以内的宝宝，每天饮水量应在 120~160 毫升 / 千克（体重）；1~3 岁的宝宝，每天饮水量为 100~140 毫升 / 千克（体重）；4~9 岁的儿童，每天饮水量为 70~110 毫升 / 千克（体重）；10~14 岁的青少年，每天饮水量为 50~90 毫升 / 千克（体重）。以上饮水量仅供参考，具体以宝宝的需求为准。

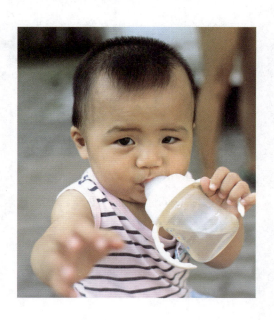

让宝宝爱上喝水的小妙招

1 为宝宝准备专用水杯。有时候宝宝不是对水的味道挑剔，而是对装饮料或水的杯子挑剔。爸爸妈妈可以给宝宝准备一个外形比较可爱的水杯，以吸引他的注意力。

2 跟宝宝做"干杯"的游戏。爸爸妈妈拿着水杯，跟宝宝"碰杯"，跟他说要干杯，让宝宝在"干杯"中不知不觉地喝水。

3 宝宝睡醒后和玩耍投入时，给宝宝喝白开水，因为这个时候宝宝很乖，很容易接受他平时不爱接受的事情。

4 吃饭之后，告诉宝宝"喝一口水，漱漱口"，以漱口的名义"引诱"宝宝喝水。

5 带宝宝出去玩时，可以给宝宝找一个喝白开水的小朋友做榜样，让宝宝向他学习。或者根据宝宝喜欢的动画人物形象，如图图，编一个图图爱喝水的故事。

6 全家人要做好约定，在宝宝面前一律喝白开水，甚至家里在一定时间内不要存有饮料，并跟宝宝比看谁喝水喝得多。

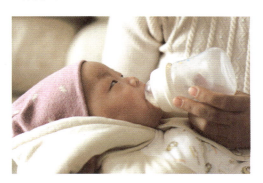

解决小儿便秘，关键是饮食调养

给宝宝安排饮食时，要选择含膳食纤维丰富的食物，以刺激肠壁，使肠蠕动加快，便于粪便排出体外。红薯含有大量的纤维素；一些杂粮中的膳食纤维含量较高，比如荞麦、燕麦、糙米、绿豆、蚕豆等；另外水果及蔬菜也含有丰富的膳食纤维，应该让宝宝养成多吃水果、蔬菜的习惯。

不要给宝宝吃糖，因为糖能减弱胃肠道的蠕动，使便秘加重。摄入含过多蛋白质或钙质的食物也易使大便干燥难以排出，应减少食用。

经常给宝宝摩腹，缓解便秘促消化

经常给宝宝按摩腹部，可促进肠胃蠕动，预防和缓解便秘。正确的按摩方法是：爸爸妈妈将双手搓热，右手掌根部紧贴宝宝的腹壁，左手叠在右手背上，按照右下腹、右上腹、左上腹、左下腹的顺时针方向按摩，每次10分钟左右，一天可以按摩两三次。给宝宝按摩的时候，要注意力度，以宝宝能接受、不哭闹为宜。

用泻药给宝宝通便？错！

有的爸爸妈妈看着宝宝便秘难受，心里很着急，就想着用泻药给宝宝通便，这种方法是错误的。给宝宝使用泻药，可使肠子蠕动加快，如果出现异常蠕动，有可能引起肠套叠，使宝宝急剧腹痛，不得不进行手术治疗，甚至危及宝宝的生命安全。如果需要用药物治疗便秘，一定要遵医嘱，爸爸妈妈千万不可擅自使用。

小儿腹泻应根据病因区别对待

门诊故事

我曾接诊过一位腹泻的宝宝，叫糖糖，2岁半了，她妈妈说前一天糖糖吃得有些杂，有豆腐、酸奶、西瓜、零食等，到了晚上就腹泻，还呕吐。给糖糖做了检查，她出现腹泻，跟吃得太多太杂、消化不良有关。我开了一些补液，让糖糖妈妈回去后给糖糖喝一些补液，一点点地喂，只要宝宝喝就喂，一次不要喂太多就可以了，完全不需要用止泻药。

生理性腹泻

症状分析

有的宝宝出生后几天就开始腹泻，大便稀稀的，呈黄色或黄绿色，一天大便两三次，多的有四五次。腹泻持续的时间比较长，有的一两个月，有的长达半年。但宝宝的精神好，体重增长正常。这种腹泻即为"生理性腹泻"，多见于6个月以下纯母乳喂养的宝宝。

应对方法

1 正在哺乳期的妈妈要少吃虾蟹类食物及各种生冷食物，这些食物的某些成分可通过乳汁进入宝宝的身体里，加重腹泻。

2 及时给宝宝更换尿布、清洗臀部，只要宝宝的尿布湿了就换。

3 随着年龄的增长，生理性腹泻会逐渐痊愈，一般不需要用药。

喂养不当引起的腹泻

症状分析

辅食添加过早，或者是给宝宝添加的辅食种类过多，给宝宝吃的东西太多太杂，吃得太油腻，也有可能导致消化不良而引起腹泻。

应对方法

1 宝宝腹泻的时候暂停添加辅食，等宝宝腹泻好转后再逐渐添加，一次添加一种，适应一种后再加另外一种。

2 宝宝的饮食要清淡、容易消化，当宝宝出现腹泻时，宜给宝宝安排流质或半流质食物，少量多次进食，不要给宝宝吃过于油腻的食物。

3 爸爸妈妈要了解宝宝的食量，不要一次性给宝宝吃太多的东西，尤其是肉食。

4 及时给宝宝补充水分或口服液，以防脱水。

乳糖不耐受引起的腹泻

症状分析

有的宝宝乳糖不耐受，吃一般的配方奶就腹泻、腹胀。

应对方法

1 给宝宝更换特制的无乳糖配方奶粉。

2 大一些的宝宝，可搭配粥、饼干等淀粉类食物，使奶制品中的乳糖得到稀释，缓解腹泻的症状。

秋季腹泻

症状分析

秋季腹泻多由轮状病毒引起，每年10月份到次年2月份是轮状病毒腹泻发病高峰期，多见于6个月~2岁的婴幼儿。

应对方法

1 不要带宝宝到人多的公共场所，避免接触患腹泻的宝宝。

2 让宝宝养成饭前便后以及手脏了要洗手的习惯。宝宝使用的玩具、生活用品，都要勤清洗。

3 爸爸妈妈给宝宝喂奶或喂饭前，也要用肥皂及流动的水洗手。

4 根据季节给宝宝添加衣物，使宝宝冷热适度，提高抵御轮状病毒的能力。

5 口服轮状病毒疫苗。

6 处于辅食添加期的宝宝感染轮状病毒后，可暂停部分辅食，如肉、蛋等，待腹泻减轻再开始食用。

7 如果伴有发热症状，体温超过38.5℃，则要在医生的指导下用药；低于38.5℃，可采用物理降温。

细菌性痢疾

症状分析

宝宝患有细菌性痢疾时，大便次数可明显增多，呈脓血便，腹泻前常有阵发性腹痛，肚子里"咕噜"声增多。常伴有发热症状，有时可高达39℃，脱水严重，宝宝出现精神差、全身无力的症状。

应对方法

1 配合医生进行治疗。

2 宝宝的奶瓶、碗、勺等餐具先用专用洗涤剂仔细地清洗，煮沸或用专用的消毒锅、微波炉等进行消毒，最后还要仔细擦干。

3 宝宝腹泻期间，给宝宝安排的饮食要清淡、容易消化，可给宝宝吃面片汤、粥等温热的软食。

4 让宝宝多喝水或口服补液盐，补充体内流失的水分和电解质。

腹部受凉引起的腹泻

症状分析

宝宝睡觉时踢被子，或者白天玩耍时腹部裸露，可使腹部受凉而导致排便次数增多，且大便常呈稀烂状。

应对方法

1 保持宝宝的腹部温暖，可给宝宝多穿一件衣服，平时给宝宝穿衣服时不要穿"露脐装"，上衣最好塞入裤子内。

2 多让宝宝喝温热的白开水。

缓解腹泻的 3 个食疗方

对于一些轻微的腹泻，可以用食疗的方法来缓解。

胡萝卜水

将胡萝卜洗净，切成丝或小块，加水煮烂，去渣取汁，让宝宝喝胡萝卜水。

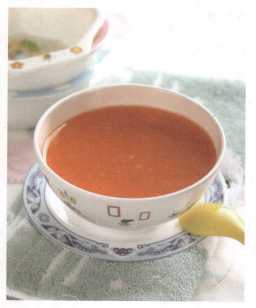

苹果泥

将苹果蒸熟，用勺子刮泥喂给宝宝。或者是捣成泥后喂宝宝吃。

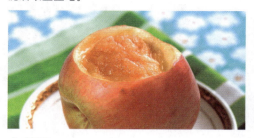

山药粥

原料：山药、大米、白糖各 100 克，清水 1000 毫升。

做法：将山药洗净，蒸熟去皮，切片。大米淘洗净，入锅加清水，大火烧开后转小火熬煮成粥，再加入山药片、白糖稍煮片刻即成。

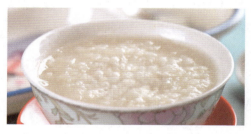

遇以下情况要及时告诉医生

宝宝每天大便次数仍然超过 5 次，有 3 次以上是水样便。

大便中出现脓样物或血样物。

每天喝的水量还不及大便中水分的一半。

宝宝一吃东西就呕吐，甚至喝水都呕吐。

发热，体温超过 38℃。

宝宝精神差，没有力气，喜欢趴在妈妈的肩膀上。

经过几天的治疗，宝宝的腹泻没有减轻，反而加重。

远离腹泻护理的误区

❌ **误区一：打针吃药好得快。** 有的爸爸妈妈担心腹泻会使宝宝严重脱水，就要求医生给宝宝打针吃药。其实，口服补液盐、饮食护理在腹泻治疗中举足轻重，尤其值得注意的是，宝宝腹泻的时候，肠胃很难吸收某些药物，打针输液的药效也不一定理想。

❌ **误区二：吃止泻药。** 当宝宝持续腹泻，爸爸妈妈就很着急地给宝宝吃止泻药。其实，止泻药并不能止住所有的腹泻，例如一般的止泻药对细菌性痢疾无效。

❌ **误区三：限制饮食。** 宝宝出现腹泻时，不需要限制饮食。限制饮食会使宝宝得不到足够的营养补充，对腹泻痊愈不利。宝宝发生腹泻时，爸爸妈妈要合理安排宝宝的饮食，让宝宝吃容易消化的食物，如面条、面片汤、米粥等。

❌ **误区四：滥用抗生素。** 有的爸爸妈妈一看宝宝腹泻，就以为是肠道发炎而使用抗生素。这种方法是不对的。宝宝的肠道菌群系统还未形成，服用抗生素很容易破坏宝宝肠道内的菌群环境，从而加重腹泻的症状。只有在医生确诊为细菌感染性腹泻时，才需要使用抗生素，且必须在医生的指导下使用，切勿擅自给宝宝服用。

❌ **误区五：少给宝宝喝水。** 有的爸爸妈妈觉得宝宝拉出好多水，那就少给宝宝喝水。这种做法是错误的。腹泻时宝宝丢失了大部分的水和电解质，容易导致脱水，这时更需要补水，爸爸妈妈应让宝宝多喝水。

贴心·提示

宝宝腹泻的时候，一定要严格遵医嘱给宝宝配置口服补液盐。给宝宝服用补液盐时，一次不要喂太多，以免引起呕吐，要一点儿一点儿地喂，频繁地喂。如果宝宝不能把冲的口服补液盐一次喝完，剩下的不要用开水烫或煮沸加热，温一下就可以了。但存放时间不能超过 12 小时。所以每次要少冲，争取都喝完，尽量不喝剩下的补液盐。

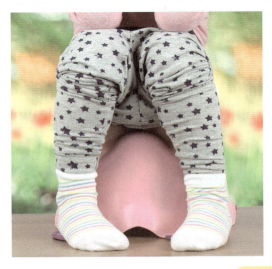

小儿哭闹，有可能是肠套叠

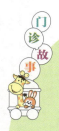
门诊故事

6个月的青青，来医院的时候，精神很不好，她妈妈说她一路上隔十来分钟就吐，青青妈妈一直都有给她喂水、揉肚子，可是还是一直吐，黄水都吐出来了。

经过诊断，青青是小儿肠套叠，需要进行灌肠治疗，如果不成功就需要做手术。在青青父母的配合下，灌肠治疗很顺利。小青青表现得很棒，经过这两天的治疗，她慢慢好了起来。也因为她小小年纪就承受了灌肠、饥饿的痛苦，让我现在对她当时的情景还记忆犹新。

很多读者看了这个案例，可能会觉得小儿肠套叠很"恐怖"。是的，肠套叠是指一段肠管套入与其相连的肠腔内，形成肠梗阻。小儿肠套叠的危险在于，套叠肠管如果压迫时间过长（超过24小时），会使套入的肠管血液循环受阻，可能进一步发生肠坏死，甚至威胁生命安全。

小儿肠套叠的症状

小儿肠套叠如果不能及时发现治疗，很可能会发生严重的后果。小儿肠套叠常表现为如下症状，如果你的宝宝出现了下面的症状，就要引起重视，及时就医。

阵发性哭闹	小儿肠套叠有一个突出特点，就是宝宝出现阵发性有规律的哭闹。大多数宝宝会突然大声哭闹，有时伴有面色苍白、额头出冷汗的症状，持续约10~20分钟后恢复安静，但隔不久后又哭闹不安
呕吐	宝宝哭闹不久后即出现呕吐，吐出物为乳汁或食物残渣等，之后呕吐物中可带胆汁。如果呕吐出粪臭的液体，说明肠管阻塞严重
果酱样血便	病后6~12小时，宝宝常会排出暗红色果酱样血便，有时为深红色血水，轻则只有少许血丝
腹部肿块	在肠套叠的早期，当宝宝停止哭闹时，可以仔细检查其腹部，能发现腹部有肿块，向肚脐部轻度弯曲。如果用手摸，可以在其右上腹或右中腹摸到一个有弹性、略微可以活动的腊肠样肿块
腹部绞痛	由于宝宝不会用语言表达腹痛，常常表现为突然发作的阵发性哭闹不安、面色苍白、两腿屈曲、手脚乱动等症状，非常痛苦

小儿肠套叠发生的原因

小儿肠套叠一般多发于 2 岁以内，与婴儿回盲部细膜固定未完善、活动度大有关，此外饮食改变、腹泻以及病毒感染导致肠蠕动紊乱，也会诱发肠套叠。常见的小儿肠套叠诱因有以下三种。

1 喂养不科学：新手父母不懂得科学喂养，让宝宝吃一些不易消化或刺激性的食物，使宝宝的胃肠负担过重，消化系统"超负荷"，从而诱发肠蠕动紊乱，进而导致肠套叠的发生。

2 与自身的肠道特点有关 婴幼儿时期，肠道的回盲部系膜尚未固定完善，这一部分容易出现游离度过大，从而发生肠套叠。此外，宝宝的肠道较成人肠道相对长一些（成人的肠管长度是身体的 4.5 倍，新生儿为 8 倍，婴儿是 6 倍）。这样的生理特点使宝宝比较容易发生肠套叠。

3 肠道炎症：肠炎、腹泻可以诱发肠套叠，要提高警惕。当宝宝腹泻突然转为便秘并出现呕吐时就应注意肠套叠的发生，这样的宝宝有肠炎的问题，较易引起肠坏死，要及早诊治。

如何预防小儿肠套叠

注意宝宝腹部保暖

平时应注意宝宝腹部的保暖，天气转凉时，要适时添加衣被，预防因气候变化引起肠功能失调。

正确给宝宝添加辅食

在给宝宝添加辅食时，应遵循循序渐进的原则。在宝宝适应一种辅食后再添加另一种，不可多种食物一起添加，以防伤害到宝宝娇嫩的肠道，使肠管蠕动异常。

注意卫生

宝宝的奶瓶、餐具要经常清洗、消毒，还在哺乳的妈妈应注意清洗乳头，严防病菌经乳头传染宝宝。

不要盲目用药

一些妈妈担心宝宝肠道有蛔虫或者寄生虫等，就给宝宝吃驱虫药，殊不知如果用药不当，可扰乱肠道的蠕动功能，诱发肠蠕动紊乱。

宝宝患有肠套叠，爸爸妈妈应这样做

一旦发现宝宝出现肠套叠的症状，爸爸妈妈应立即带宝宝就诊，配合医生的治疗。在去医院的途中，爸爸妈妈应注意观察宝宝病情变化，如呕吐物、大便的次数、大便量等情况，在向医生讲述病情的时候要尽可能详细。另外，爸爸妈妈还应注意以下问题。

忌给宝宝服用止痛药

当宝宝发生肠套叠时，爸爸妈妈不能给宝宝服用止痛药，以免掩盖症状，影响医生诊断。

科学安排宝宝的饮食

宝宝在治疗前后，爸爸妈妈要遵医嘱给宝宝禁食。灌肠复位或手术后，在医生的允许下，爸爸妈妈给宝宝安排的饮食应以易消化、清淡又营养丰富为宜，可给宝宝准备鸡蛋羹、烂粥、烂面等食物。需要注意的是，每次给宝宝安排饮食时，量不可过多，只要让宝宝觉得六七分饱即可。进入恢复期后，可逐渐增加宝宝的食用量，等宝宝的食量恢复至正常，同时没有不良反应时，可逐渐恢复至手术前的饮食。母乳喂养期间，妈妈要忌吃辛辣刺激的食物。

保持手术切口的清洁

对于需要手术治疗的宝宝，在手术后，爸爸妈妈要注意保持宝宝手术切口的干燥、清洁，每天定时对切口进行清洁消毒。如果敷料被尿液浸湿，应立即更换。

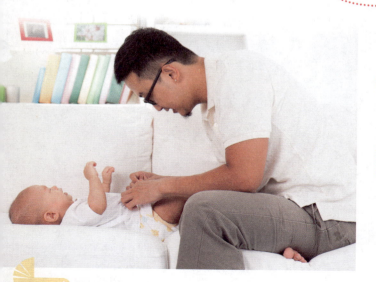

转移宝宝的注意力

爸爸妈妈要多安慰宝宝，与宝宝做游戏，或者给宝宝听音乐、唱歌、看电视等，以转移宝宝的注意力，减少宝宝对疼痛的关注。

有一种哭闹叫"黄昏哭吵"

小雨2个月了，小雨妈妈发现了一个"奇怪"的现象，就是基本上一到晚上，她就会哭一会儿，一过了这个时间段她又变得乖乖的了。小雨妈妈以为小雨是不舒服，但反复检查后又没有发现问题，于是就带小雨来医院。检查结果显示，小雨的身体很棒。她傍晚哭闹的现象，人们称为"黄昏哭吵"。我嘱咐小雨妈妈，只要小雨没有其他症状，而且哭闹后精神还不错，就不要过于担心。

"黄昏哭吵"并不一定是肠绞痛

几乎大部分的健康宝宝在出生后3周~4个月的时候，每天会固定哭闹一会儿，而且大都发生于日落后的特定时间段（傍晚的5~8点），像是要以此作为一天的尾声。宝宝的这种哭闹似乎毫无缘由，到了开哭开闹的时间，他就变得特别"神经质"，等哭闹完了后又变回原来的模样。这种情况人们称为"黄昏哭吵"，儿科医生和育儿书籍里常称之为"肠绞痛或肠痉挛"。

很多爸爸妈妈一听到"肠绞痛或肠痉挛"，就以为是很严重的病症。其实，"黄昏哭吵"更倾向于一种"综合征"，可能与便秘、胀气、腹泻或牛奶过敏等有关。例如宝宝肚子太饿或太饱，也常会引起宝宝哭闹；吸入更多的空气，则更容易造成腹胀；便秘让宝宝用力排便，觉得不舒服，也会哭闹等。并不是发生真正的肠绞痛，让宝宝痛苦而哭闹。

如何判断宝宝是"肠绞痛"

如何判断宝宝是真正的"肠绞痛"呢？通常，宝宝哭闹是他感觉不舒服的信号。但是，这种信号很模糊，并没有具体"说明"宝宝是因为什么哭，也不能传达这种"不舒服"的程度。这就需要爸爸妈妈仔细观察宝宝的表现，找出"蛛丝马迹"了。

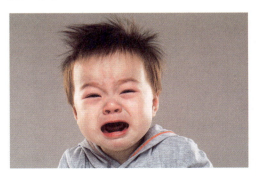

可能是"肠绞痛"的表现	可能不是"肠绞痛"的表现
宝宝吃完奶后并不能平静下来，只要一吃完奶，就开始凄厉地啼哭，或者睡一会儿后继续哭	宝宝吃完奶后不能平静下来，而是哼哼唧唧地哭了很久，但没有凄厉地啼哭，最后哭累了睡着了
哭声凄厉，宝宝的双腿向腹部收缩，身体看起来很不舒服	双腿向腹部收缩，但是啼哭的声音很正常
在每天的同一时段发生，其他时间段没有出现这种哭泣现象	偶尔发生，时间段不固定
妈妈的安抚并不管用，最多维持一两分钟，宝宝就又开始凄厉啼哭	妈妈的安抚多少有些效果
当凄厉的啼哭声暂停一会儿时，宝宝的身体还一直在颤抖	安抚之下，啼哭能暂时停止并安静一会儿
整个啼哭的过程至少 1 个小时，甚至长达 3~4 个小时	整个啼哭的过程不足半小时，或在再度啼哭前，会有一刻钟左右的愉悦时间

如果你无法判断宝宝究竟是"不舒服"还是"病了"，最好及时带宝宝就医。在去医院的路上，把宝宝哭闹的发生时间、强度、持续时间等理一遍，到了医院后详细告诉医生。如果宝宝越哭越凶，哭的时间越来越长，甚至伴随呕吐和有血丝的黏液便，应尽快就医。

"黄昏哭吵"可能是宝宝的自我适应

对宝宝来说，外面的世界跟母亲舒适的子宫是完全不同的，他需要适应周围的一切变化。也许白天的时候，宝宝花了大量的精力努力适应新的环境和生活规律，但到了傍晚，他身体最为疲惫、情绪最为低落，对妈妈的依恋程度会愈发增加，最终觉得无法忍受，就开始哭闹。

如何应对"黄昏哭吵"

妈妈调整好自己的情绪。尽量让自己冷静、放松下来。要知道，妈妈的负面情绪会传达给宝宝，让他更加紧张、焦虑，哭闹根本就停不下来。

当宝宝哭闹的时候，妈妈不妨抱着宝宝在房间里来回走动，通过这种轻轻摇摆的方式，使宝宝产生在妈妈子宫里的感受，使之感到安全。

轻抚或轻拍宝宝的后背，或者给他做一个全身抚触，帮助他"放松放松"。

播放轻柔的音乐，和宝宝说话，对着他哼唱。怀孕时播放过的音乐和哼唱过的歌曲，有可能会对宝宝有安抚作用。

把宝宝放到婴儿车里，来回摇晃婴儿车，大部分宝宝会在摇晃的"车厢"里睡得很香甜。

家有"夜哭郎"，从身体和心理两方面找原因

在儿科门诊常接诊一些比较"特殊"的宝宝——"夜哭郎"。这一类型的宝宝晚上老是哭个不停，每次都要哄半天，或者是睡得好好的，突然就哭起来，给宝宝检查了也没发现他哪儿不舒服。

从医学的角度来说，"夜哭郎"是指夜啼的小儿。小儿夜啼也叫闹夜，不同年龄段的宝宝夜间啼哭的原因、特点也不同。小儿夜啼虽然不是什么大病，但通常会把爸爸妈妈弄得筋疲力尽，不能安稳睡觉，甚至三更半夜抱着宝宝跑到医院。可结果往往是爸爸妈妈着急得满头大汗，宝宝到医院却不哭了，也不闹了，高兴得满地跑。

造成小儿啼哭的原因很多，爸爸妈妈如果发现自家有个"夜哭郎"，就要找出宝宝夜啼的原因，"对症下药"。

爸爸妈妈的娇惯

原因分析

生活里常有人说"宝宝的毛病都是惯出来的"，夜啼也是。如果宝宝一哭，爸爸妈妈就迁就宝宝，摇、哄、拍、抱、遛，各种方法"哄觉"。久而久之，宝宝就把爸爸妈妈的"哄觉"当成自己的权利，只要他觉得不高兴了，就会大声哭闹。

应对方法

既然宝宝的毛病是"惯出来"的，要改正就"不能惯着"。但是，宝宝已经养成的习惯，爸爸妈妈不能一下子就"下猛药"。要循序渐进，比如宝宝醒来哭闹的时候，爸爸妈妈不要着急抱他、哄他，也不要不管，可以用很低、轻柔的声音跟他说话，让宝宝感觉到妈妈很关心他。如果宝宝提出"过分"的要求，让妈妈抱着他去外面的房间，刚开始的时候不要强硬的拒绝，可以跟宝宝打成协议，定好多长时间就回来睡觉，以后慢慢缩短时间。这个调整的过程比较艰难，爸爸妈妈要多一些耐心和"狠心"。

孤独而产生的焦躁感

原因分析

性格内向、怕生的宝宝，如果心里觉得孤独、焦虑，外在的表现就有可能是夜啼，害怕妈妈不在身边。

应对方法

当宝宝夜间哭闹，妈妈坐在宝宝的身边，小声、轻柔地跟宝宝说一些让她有安全感的话："宝宝不要怕，妈妈陪着你，放心睡觉吧。"以后逐渐减少安慰的时间。

绞痛样哭闹

宝宝在夜间睡眠时，突然发生剧烈哭闹，声音凄厉，无论怎么安抚都没有用，而且宝宝哭闹时伴有手脚乱动、身体蜷曲、大汗等症状时，则有可能是绞痛样哭闹。

原因分析

· 宝宝白天的时候看了让他觉得害怕的电视节目，睡觉后做噩梦而惊醒。

· 睡前剧烈活动，过度兴奋。

· 跟其他人打架，或者被别人的话吓着了。

· 白天的时候受到刺激，如看病打针、疫苗接种、从高处跌落等。

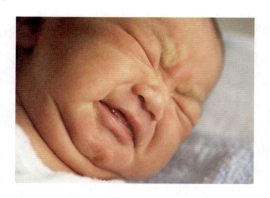

应对方法

大多数爸爸妈妈看到宝宝绞痛样哭闹，都会把宝宝抱到医院。在去医院之前，爸爸妈妈可将宝宝唤醒，然后轻轻安慰，帮助宝宝再次入睡。另外，白天的时候尽量避免让宝宝看让他害怕的节目，也不要让宝宝过度兴奋，如果碰到他害怕的事情，爸爸妈妈要耐心安慰。

腹部不适造成的哭闹

原因分析

宝宝晚餐吃得太多太杂，睡觉的时候腹胀也可导致宝宝夜间醒来哭闹。

应对方法

晚餐的时候控制好宝宝的进食量，七八分饱即可；不要让宝宝吃油腻、不易消化的食物。

蛲虫作怪

原因分析

如果宝宝肚子里有蛲虫，当宝宝安稳入睡后，蛲虫爬至宝宝的肛门褶皱处排卵，会让宝宝觉得奇痒而突发哭闹。宝宝哭闹时可出现打挺、屁股撅起来、用手挠肛门等行为。

应对方法

爸爸妈妈可扒开宝宝的肛门，或者用透明胶带轻轻在肛门周围沾一圈，看有没有小白线虫，如果有则说明宝宝需要打虫，要在医生的指导下给宝宝用打虫药。

"妈妈，肚子疼" 并非就是腹痛

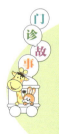

4 岁的涵涵经常说肚子不舒服，妈妈以为是有虫，但是打了虫之后，还说肚子不舒服。来医院检查后发现，涵涵并没有其他疾病的症状。综合涵涵的生活情况，发现她是个"吃货"，吃得太多了，肚子一时"消化不良"，所以胀胀的，她就以为是肚子痛。

怎样识别宝宝的真假腹痛

年龄小的宝宝不能分辨腹痛，可能把肠蠕动、饥饿时的饥肠辘辘、大便前的腹胀感觉、肠鸣音等，都说成是腹痛。也有的宝宝用腹痛"要挟"爸妈满足自己的愿望。那么，爸妈怎么分辨宝宝的真假腹痛呢？大一些的宝宝，如果说自己肚子疼，并伴有下面症状，爸妈要及时带宝宝看医生。

大便干燥或溏稀，大便次数增多或减少，大便颜色异常，有特殊气味。
宝宝弯腰，或蹲在地上不起来，或撅着屁股趴在床上，脸色很痛苦，或者捂着肚子在床上翻滚。
宝宝面色苍白、手脚发凉、额头冒汗等。
有恶心、呕吐、嗳气等症状。
对自己平时感兴趣的事情提不起兴趣来，不论怎样也无法转移宝宝的注意力。
宝宝出现发热、频繁咳嗽、精神差、不爱玩耍等症状。

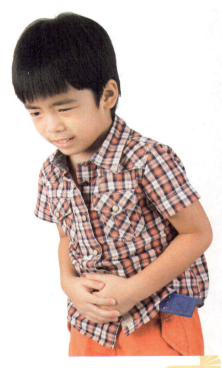

不同疾病引起的腹痛

宝宝腹痛的原因有很多，如消化不良、腹部受凉、肠道感染细菌等。对于不同原因引起的腹痛，爸爸妈妈可以这样护理。

消化不良引起的腹痛

症状分析：主要表现为胀痛，肚子像个小鼓，拍一拍"砰砰"响，疼痛的程度比较轻，宝宝精神差，不爱笑、不爱玩儿。

应对方法：1. 对于消化不良引起的腹痛，爸爸妈妈可将双手搓热，然后温敷宝宝的肚子，接着用手掌沿着宝宝的肚脐顺时针做摩腹运动，有助于减轻腹痛，还能促进消化。

2. 让宝宝多喝水，以促进肠胃蠕动，帮助宝宝排便。

3. 宝宝消化不良多与饮食不当有关，如饭菜过硬、吃得过多，或者过量食用油腻、不易消化的食物。平时爸爸妈妈给宝宝安排的饮食要清淡、易消化，还要帮助宝宝养成良好的饮食习惯，不暴饮暴食，少给宝宝吃零食，三餐定时、吃八分饱，尤其是晚餐不要吃得太撑。

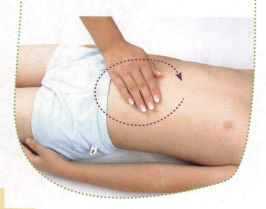

腹部着凉引起的腹痛

症状分析：疼痛的程度稍重一些，宝宝会哭闹。妈妈还能听到宝宝肚子里"咕噜咕噜"响，大便很稀。一般排便后腹痛得到缓解，哭闹减少。

应对方法：1. 爸爸妈妈将双手搓热，温敷宝宝的腹部，反复进行直至宝宝放屁。年龄较大的宝宝，可给他喝红糖姜水，有温胃散寒的作用。

2. 平时注意给宝宝的腹部保暖，夏天宝宝睡觉的时候要用毛巾毯盖上肚脐，冬天的时候可穿一件贴心小背心，然后夹在裤子里，这样能有效避免腹部受凉。

肠绞痛引起的腹痛

症状分析：多发生于6个月以内的小宝宝。这种疼痛非常剧烈，宝宝哭得特别厉害，甚至有出冷汗、面色发白的症状。

应对方法：1. 宝宝发生肠绞痛时，爸爸妈妈可以在手上涂一层婴儿润肤霜或者婴儿油，按顺时针方向轻轻揉宝宝的小肚子，有助于缓解肠绞痛。

2. 宝宝睡觉的时候，可以利用侧睡枕让宝宝保持侧卧位睡姿，有助于缓解肠绞痛。

3. 轻柔地哄宝宝，减少宝宝哭闹，因为哭闹可加重肠绞痛。如果妈妈搞不定，可以换一个人来哄或换一个环境，有的时候宝宝发生肠绞痛，在家苦恼不已，但带到医院，宝宝竟然呼呼睡得很香。

肠道感染引起的腹痛

症状分析：当宝宝受到细菌、病毒等感染发生肠炎、痢疾时，都会有腹痛感，并伴有腹泻、呕吐、发热等症状。这种腹痛常为阵发性的，所以宝宝的哭闹也是一阵一阵的。排便后腹痛可以暂时缓解，但过一段时间还会痛。

应对方法：1. 及时带宝宝就医，在医生的指导下用药，严重的需要住院或输液。

2. 治疗期间，给宝宝安排的饮食要清淡、易消化，最好是流质或半流质食物，如粥、烂面条、面片汤等。是否需要暂时禁食，应遵医嘱。

肠套叠引起的腹痛

症状分析：这是一种宝宝常见的急腹症，由于一段肠管套入与其相连的肠腔内，造成肠梗阻，腹痛非常剧烈。这种腹痛也是阵发性的，隔一段时间疼一次，宝宝哭闹一阵停一阵。但腹痛会越来越严重，间隔时间越来越短，宝宝的精神状态越来越差，哭闹越来越频繁，常伴有巧克力酱样的血便。

应对方法：1. 及时带宝宝到医院治疗。

2. 是否需要禁食应遵医嘱。如果医生说可以给宝宝吃东西，给宝宝安排的饮食应清淡，最好是流质或半流质食物，且要少食多餐。

贴心·提示

宝宝腹痛时，爸爸妈妈如果没有经验，不能做出正确的判断，则要及时带宝宝去医院治疗，同时注意观察宝宝的症状，千万不能随意给宝宝使用止痛药，否则容易掩盖发病时的症状，影响医生对病情的观察和判断，甚至延误诊断和治疗。

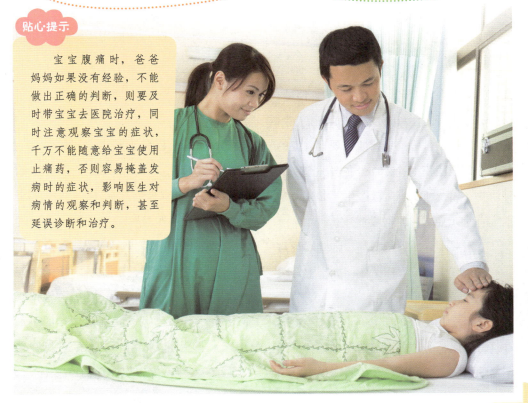

常被忽略的腹股沟疝气

腹股沟疝气也叫小儿疝气，是一种相当常见的小儿疾病，发生率约为1%，男婴发生的概率约为女婴的5倍。说起小儿疝气，很多人都会想到那些总是爱哭闹的宝宝。也有的爸爸妈妈不把疝气当一回事儿，认为疝气"进进出出"，并没有影响到宝宝的健康，只要轻轻一推，或者让宝宝平躺一会儿，也就消失了。但是，一旦发生嵌顿（出来的肠道回不去），宝宝就会受很多苦。

小儿疝气的主要症状

宝宝哭闹或运动时，由于腹部压力的增加，使得腹腔内的肠子或水分被推进疝气袋内，形成腹股沟区域的一个突出肿块，一旦停止哭闹或运动时，疝气袋内的肠子就回到原位、肿块消失。

小儿疝气的防治与护理

小儿疝气如果没有发生嵌顿，一般不会有什么痛苦，也不影响生长发育。但是，哭闹、咳嗽等因素可诱发小儿疝气，在给宝宝换尿布或洗澡时，要注意观察宝宝的腹股沟部或阴囊处，看是否有若隐若现的肿块物，如有疑虑应请教医生。如果发现宝宝有小儿疝气，平时要注意护理。

1 宝宝哭闹可使腹压升高，因此尽量避免和减少宝宝大声哭闹。如果宝宝咳嗽，应让医生对症开些止咳药。

2 患有小儿疝气的宝宝，饮食应清淡、易消化，平时多给宝宝吃含膳食纤维丰富的食物，以防大便干燥；如果宝宝出现了便秘症状，应采取通便措施，不可勉强宝宝用力排便，以免使腹压升高，腹股沟肿块凸起。

3 如果宝宝出现疝气，爸爸妈妈应立即让宝宝平躺，适当垫高宝宝的下身，通常十来分钟后疝气会自动消失。也可以用手轻轻地将肿块推回宝宝的腹腔。但是，如果肿块很硬，无法推回腹腔，同时还有呕吐、腹痛、发热等症状，应立即带宝宝就医。

小儿疝气，手术治疗是最佳方案

小儿疝气，只有手术治疗才能彻底治愈。建议在宝宝8个月~1岁做手术，8个月之前要做手术需要医生先对宝宝的健康状况做评估。

宝宝手术的当天以及手术后的2天内，宝宝都应以卧床休息为主，并根据遗嘱服药。爸爸妈妈要细心护理宝宝的手术伤口，一般手术后3~4天拆线，在拆线之前不宜给宝宝洗澡，以避免伤口感染。

宝宝磨牙，大多不是肚里有虫

有一天晚上，老公半夜醒来，听到了女儿的磨牙声。他立马把我摇醒，问我女儿是不是肚子里有虫。我观察了一下，女儿只是磨牙，并没有挠肛门或者蹭来蹭去的症状，她睡得也很香，说明她磨牙不是因为肚子里有虫引起的。之后的几天，我晚上睡觉的时候就很警醒，想看看女儿还有没有磨牙，结果一连几天女儿都没有再磨牙。我放下心来，女儿那天晚上磨牙，可能是因为白天过于兴奋或其他原因造成的，偶尔出现，影响不大。

宝宝磨牙，很多人第一反应就是宝宝肚子里有虫。其实不一定，引起宝宝磨牙的原因有很多，其中就包括肚子里有虫，但还有可能是精神因素或疾病等因素的影响，需要具体情况具体分析。

肠道寄生虫病

如果宝宝肚子里有蛔虫，蛔虫产生的毒素可刺激宝宝的神经，使神经兴奋而导致磨牙。如果宝宝肚子里有蛲虫，也有可能使宝宝磨牙，夜间蛲虫产卵时还可使宝宝感觉肛门瘙痒，影响宝宝的睡眠。

应对方法：如果宝宝经常喊肚子痛，尤其以脐周部位为多，喜欢揉按，不痛时仍然像平时一样玩耍，而夜间容易惊醒、磨牙和流口水，臀部乱蹭或者用手抓挠肛门，伴有食欲不振、生长发育迟缓等症状时，则考虑为肠道寄生虫感染。爸爸妈妈要及时带宝宝就医，在医生的指导下给宝宝使用驱虫药。

精神过度紧张

宝宝睡前玩耍过度，神经过于兴奋；白天的时候看了让他害怕的电视节目；因为某件事情而受到责骂，感到焦虑、不安等，都有可能引起夜间磨牙。

应对方法：给宝宝营养舒适、温馨的家庭环境；晚上睡觉前不要跟宝宝玩得太过火，避免宝宝过度兴奋；给宝宝选择合适的电视节目，晚上的时候少给宝宝看电视等。

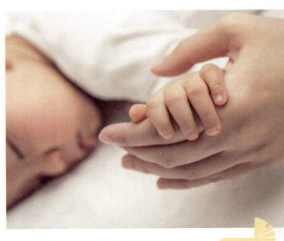

消化功能紊乱

宝宝晚上吃得太饱太杂，入睡时肠道积累了不少食物，胃肠道负担过重，也可使宝宝在睡觉时磨牙。

应对方法： 晚餐控制宝宝的饮食，让宝宝吃七八分饱即可，避免暴饮暴食；给宝宝安排的食物要多样化，荤素搭配；晚餐宜清淡、容易消化。

营养不均衡

宝宝偏食、挑食，使营养摄入不均衡，长期可导致钙、磷、各种维生素和微量元素缺乏，引起晚间面部咀嚼肌的不由自主收缩，牙齿便来回磨。

应对方法： 给宝宝安排的食物要多样化，并从烹调方式上让宝宝对吃饭感兴趣，纠正宝宝偏食、挑食的坏习惯；少让宝宝吃油腻、煎炸及辛辣食品；少给宝宝吃零食、甜点、碳酸饮料等可影响正餐的食物。

牙齿生长发育不良

宝宝如果患了佝偻病、营养不良、先天性个别牙齿缺失等，可使宝宝换牙时出现牙齿生长发育不良的情况。如果牙齿上下牙接触时咬合面不平，也可导致夜间磨牙。

应对方法： 带宝宝到牙科就诊，必要时进行牙齿矫正；找到宝宝牙齿发育不良的原因，有的放矢进行调整。

磨牙的危害早知道

不管是什么原因引起的磨牙，宝宝长时间夜间磨牙的危害很大。

> 影响宝宝的牙齿健康，可对牙齿表面造成很大的伤害，还有可能使牙齿变得敏感、脆弱，继而发生牙龈炎、牙齿萎缩等症状。
>
> 长期磨牙会让咀嚼肌处于疲惫状态，久而久之会使宝宝感到腮帮酸胀、头痛，可导致牙齿的移位或者松动，甚至会影响宝宝的面容。

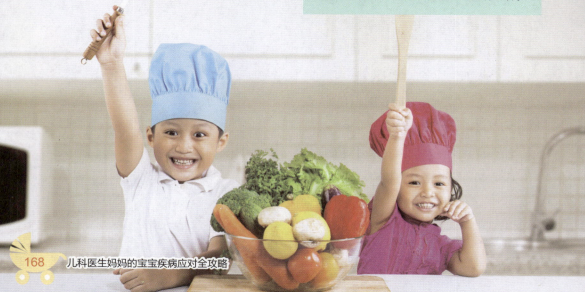

肚子里有蛔虫，防治结合护健康

有宝宝后，我对家里的卫生有着近乎苛刻的要求。但随着宝宝的长大，尤其是在2岁左右的时候，宝宝的好奇心开始"爆棚"，看到什么都要摸一摸，尝一尝。在家里还好，一到户外，卫生问题就没法控制了，回到家基本上就是小泥人一个。有一阵子，宝宝总说肚子痛，要我给揉揉肚子，我们以为宝宝在撒娇也就不是特别在意。后来，我发现宝宝总是在梦里惊醒，还哭闹。我怀疑有蛔虫了，去医院化验大便，果然感染了蛔虫。

婴幼儿时期的宝宝活泼好动，而且好奇心很强，看到什么东西都想尝试。如果爸爸妈妈看护不好，宝宝很有可能用沾满细菌的双手拿食物，然后将细菌吃进肚子里，从而感染蛔虫病。

宝宝表达不清楚，爸爸妈妈怎么去判断

宝宝年龄小，往往不能准确地表达自己哪儿不舒服，这就需要爸爸妈妈细心观察宝宝的身体是否有异常情况，以判断宝宝是否生病。宝宝如果肚子里有蛔虫，常有以下症状。

宝宝发病时，可出现轻微的腹痛，疼痛部位一般位于脐周。这种疼痛是一阵一阵的，轻揉腹部可以缓解疼痛。如果宝宝用手捂肚子，或者说她肚子痛，要你帮揉一揉，这时就要注意了。

宝宝可出现轻度食欲不振的症状，也有个别宝宝会有异食癖，如喜欢吃土、生米、纸等。

蛔虫寄生在宝宝的肠道里，会影响宝宝对营养物质的吸收。如果宝宝肚子里有虫，而且时间比较长，可出现消瘦、贫血等营养不良的表现，有的宝宝生长发育指标明显低于同龄宝宝。

蛔虫分泌的毒素会影响宝宝的脾气，使宝宝变得烦躁不安、容易情绪化，夜间睡觉的时候常常哭闹、流口水、磨牙。

蛔虫幼虫在生长过程中，有可能移行到肺部，引起咳嗽、发热、荨麻疹等症状。

有的宝宝可能会有腹泻的症状，大便中带有不消化的食物，并排出蛔虫。

宝宝吃得多且容易饿，爱吃零食，吃得多也总胖不起来。

服用驱虫药的注意事项

驱虫是解决蛔虫病最直接有效的方法。可遵医嘱给宝宝服用驱虫药，如驱蛔灵、肠虫清、安乐士等。服药2周后，再复查宝宝的大便。

注意观察宝宝的症状，如果宝宝出现恶心呕吐、哭闹不停、腹胀、腹部剧痛等症状时，说明有并发症，需要立马就医。

驱虫期间，给宝宝安排的饮食，不能少了富含膳食纤维的食物，如菠菜、芹菜、空心菜、苹果、香蕉等，以促进肠胃蠕动，使宝宝排便，将被驱虫药杀死或麻痹的虫体连同粪便一起排出。另外，要少让宝宝吃易产气的食物，如萝卜、红薯、豆类等，以防腹胀便结，不利于驱虫。

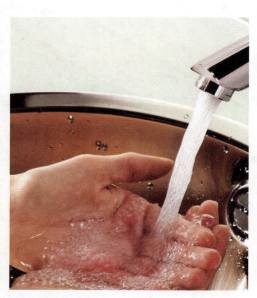

让宝宝勤洗手，养成讲卫生的习惯，能大大降低患蛔虫病的概率。

养成良好的卫生习惯，才能远离蛔虫病

宝宝患了蛔虫病，不仅要驱虫，还要让宝宝养成良好的卫生习惯，预防新的蛔虫病毒进入体内，这样才能使宝宝远离蛔虫病。

帮助宝宝养成良好的卫生习惯

1 教育宝宝饭前便后要洗手，不要用脏手拿东西吃。洗手的时候要用肥皂或洗手液，然后用流动的水将双手冲洗干净。宝宝外出回来后，先去洗手。爸爸妈妈与宝宝接触前，也应洗手。

2 如果宝宝爱吃手，则要纠正宝宝这一行为；对于大一些的宝宝，可告诉他吃手指头、啃指甲的害处。

大人要注意居家和饮食卫生

1 要将家里的蚊虫、苍蝇消灭干净，以避免它们携带虫卵污染食物。

2 要保证饮食卫生，如瓜果要清洗干净；如果给宝宝吃蔬菜沙拉，菜叶一定要清洗干净；给宝宝喝温开水，忌给宝宝喝生水；不吃隔夜的饭菜等。

贴心·提示

网上流传说，如果宝宝有蛔虫病，宝宝的指甲会有白斑，下唇可出现多个灰白色的颗粒，舌头上还有可能出现红色斑点。这些症状的出现可能与胃肠道疾病有关，但不一定是因为蛔虫病引起的，因此以这些症状判断宝宝是否有蛔虫病，得出的结论并不准确。判断宝宝是否有蛔虫病，最准确的方法还是化验大便。

宝宝夜间睡觉屁股痒，有可能是蛲虫在作怪

门诊故事

很多宝宝上了幼儿园后容易感冒、咳嗽、发热，但3岁半的晨晨上了幼儿园却没有这种现象。但让晨晨妈妈苦恼的是，晚上晨晨睡得不安稳，总是哭闹、磨牙，有的时候还用手挠屁股，问他哪里不舒服，他也说不清楚。于是晨晨妈妈就带晨晨来医院找我。我给晨晨检查后发现，是蛲虫在作怪，晨晨需要驱虫。

蛲虫病是幼儿常见的一种寄生虫病。蛲虫病有一个很显著的特征，就是夜间宝宝的会阴和肛门附近会瘙痒难耐。为什么会出现这种情况呢？请看下面的循环图。

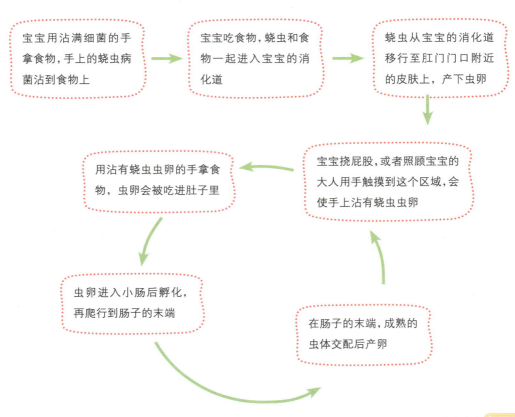

宝宝用沾满细菌的手拿食物，手上的蛲虫病菌沾到食物上

宝宝吃食物，蛲虫和食物一起进入宝宝的消化道

蛲虫从宝宝的消化道移行至肛门门口附近的皮肤上，产下虫卵

宝宝挠屁股，或者照顾宝宝的大人用手触摸到这个区域，会使手上沾有蛲虫虫卵

用沾有蛲虫虫卵的手拿食物，虫卵会被吃进肚子里

在肠子的末端，成熟的虫体交配后产卵

虫卵进入小肠后孵化，再爬行到肠子的末端

蛲虫病有哪些症状

如果肚子里有蛲虫，可引起肠胃不适。宝宝可能会跟大人说肚子痛、肚子胀。

宝宝夜间睡觉时容易惊醒，经常磨牙，情绪变得烦躁不安。

蛲虫如果从肛门钻到尿道、会阴处，可使宝宝尿频、尿急，或者排尿的时候感觉疼痛而哭闹。

夜间睡觉时，宝宝因为肛门奇痒而挠屁股。

晚上宝宝入睡 1~3 个小时后，观察宝宝的肛周皮肤褶皱处，可看到白色的小线虫。或者用透明胶带紧压宝宝肛周部位，然后对着光看，可发现有小线虫。

保持清洁卫生是预防蛲虫病的关键

预防蛲虫病，应让宝宝养成良好的卫生习惯，饭前、便后要用肥皂或洗手液洗手，再用流动的水冲洗干净；教育宝宝不要用脏手拿食物，不吃手指，勤给宝宝剪指甲、换衣服被褥；尽量避免给宝宝穿开裆裤；定期用苏打水擦家具、玩具，并放在太阳下暴晒 6~8 个小时，可起到消毒的作用。另外，还要教育宝宝在幼儿园、超市、医院等公共场合不要乱摸乱碰。

给宝宝吃驱虫药

如果发现宝宝患有蛲虫病，要及时带宝宝就医，遵医嘱使用肠虫清等驱虫药驱虫。给宝宝服用驱虫药时，最好在空腹或晚上睡觉前服用，因为驱蛔药毒性较小，空腹时服用，药物在肠道内的浓度会高些，可以加强杀虫效果。

一般来说，驱虫药对人体没有太大伤害，但经常服用或服用过量，都会产生不良反应，如头晕、头痛、呕吐、肝功能损害等。因此，宝宝不宜常服驱虫药，驱虫药的量也应遵医嘱。另外，肝肾功能不全、脾胃虚弱、急性发热的宝宝应慎用驱虫药，具体应先咨询医生。

"杀虫"期间，卫生也很重要

不仅"防虫"时要注意卫生，在"杀虫"期间，也要注意宝宝的清洁卫生情况。每次宝宝大便后，要洗净宝宝肛门周围，然后擦干，涂上蛲虫膏；睡前再涂抹一次，可起到止痒、杀虫的作用。晚上如果宝宝挠肛门，爸爸妈妈要及时让宝宝洗手，尤其不能让宝宝吃手指。在治疗期间，宝宝的衣服、被褥要经常清洗，并在太阳下暴晒 6~8 个小时。

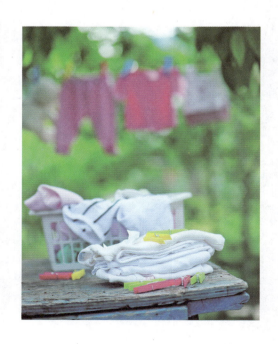

小儿盗汗，有可能是缺钙

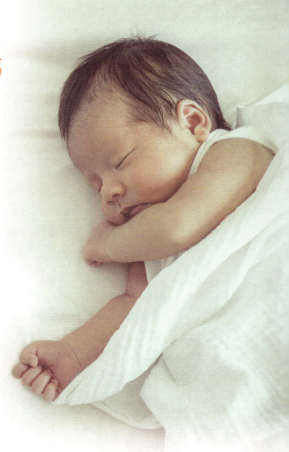

常收到妈妈的来信，询问有关宝宝睡觉出汗多的问题，出现比较多的字眼就是盗汗、缺钙。现在，我们就一起来探讨一下小儿盗汗的问题。

什么是小儿盗汗

小儿盗汗，就是宝宝睡着时身上会出汗，睡醒后出汗停止的现象。有位妈妈给我发的邮件中提到："我家泽泽 2 岁多，晚上入睡 2~3 个小时后，他的头部就开始往外冒汗，惊醒后出汗就停止了。"其实，这就是盗汗。

盗汗程度有轻重

轻型盗汗

一般发生在清晨或者入睡后 1~2 个小时。主要症状为：给宝宝稍微多盖一些，宝宝睡前运动过多，或者宝宝吃了一些辛辣、蛋白质含量高的食物，入睡后，宝宝的头部、颈部、背部就会微微出汗，不伴有其他明显的异常症状。

中型盗汗

宝宝入睡后不久就开始出汗，汗出得比较多，可把衣服打湿。宝宝醒后，给宝宝擦干身体上的汗，再次入睡后不再出汗。醒来之后常觉得热，口干舌燥。

重型盗汗

宝宝入睡后不久就开始出很多汗，并因为出汗多而惊醒。宝宝醒后，出汗立即停止，再次入睡后还可继续多汗。汗液可将衣服、被褥打湿。常有烘热感，心情也比较烦躁，醒来后觉得口干舌燥。喜欢喝凉水，而且身体消瘦、精神显得不够好，有尿少、大便干燥的"上火"症状。

生理性盗汗的应对方法

症状分析

• 宝宝的皮肤十分娇嫩，所含水分较多，毛细血管十分丰富，而且新陈代谢旺盛，本身就容易出汗。

• 宝宝的自主神经调节功能尚不健全，如果入睡前活动量多，过度兴奋，可使机体里的各脏器功能代谢活跃，身体产热增加，就容易出汗。

• 睡前吃得太多，使肠胃蠕动增强，胃液分泌增多，同时神经系统会"命令"汗腺"赶潮流"也增加分泌量，这可造成宝宝睡着后出汗比较多，尤其是在入睡后2个小时内。

• 室内温度过高，宝宝盖的被褥太厚，或者使用电热毯等，都有可能使宝宝睡觉时出汗多。

应对方法

对于生理性盗汗，如果宝宝并没有明显的异常表现，一般无需特别处理。爸爸妈妈需要注意：避免让宝宝睡前激烈运动；晚餐宜清淡、易消化，避免给宝宝吃辛辣、刺激性食物；调节卧室温度，根据气温增减被褥；宝宝的衣服汗湿后要及时更换，以免着凉。

病理性盗汗的应对方法

症状分析

• 宝宝血钙偏低，可使交感神经兴奋性增强，好比打开了汗腺的"水龙头"，所以入睡后汗多。缺钙引起的盗汗多发生在宝宝入睡后的上半夜。

• 结核病也有可能导致盗汗，以整夜出汗为特点，还伴有面色潮红、低热消瘦、食欲不振、情绪发生改变等症状。这类型的小儿盗汗相对较少。

应对方法

对于病理性盗汗，则要对症治疗。缺钙引起的盗汗，则要到医院做微量元素检查、骨密度检查等，并遵医嘱给宝宝服用钙剂。结核病引起的盗汗，则需要住院治疗。

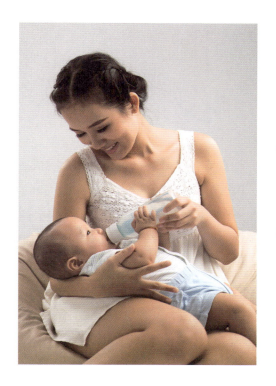

宝宝盗汗的饮食宜忌

✅ 宝宝出汗多，可使身体内钾元素流失，因此给盗汗宝宝安排的饮食，不能少了富含钾元素的食物，如甘蓝、紫菜、香蕉、银耳、绿豆等。

✅ 因为缺钙引起的盗汗，除了在医生的指导下服用钙剂外，还可通过饮食来补钙，牛奶、黄豆等豆制品、芝麻酱、虾、贝类等食物都是钙的良好来源，盗汗的宝宝宜多吃。

❌ 不能给宝宝吃辛辣、刺激、不容易消化的食物，这些食物可加重宝宝的肠胃负担，消耗身体的水分，再加上出汗多，容易使宝宝缺水更严重。

宝宝盗汗，要多喝水

有的爸爸妈妈觉得，给宝宝喝水多，汗液的来源也就多，所以宝宝出汗也多，于是就少给宝宝喝水。这种做法是错误的。宝宝出汗多，喝水少，容易使身体里水液失衡，造成脱水，也容易因为水分摄入不足而导致上火、便秘。因此，盗汗宝宝喝水不能少。建议给盗汗的宝宝多喝水，具体的量可参考本书第150页的不同年龄的饮水量，并根据宝宝的情况适当增减。

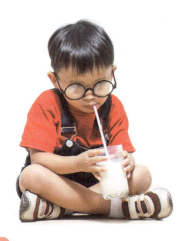

贴心·提示

低血糖也有可能导致宝宝多汗。夏天天热，宝宝出汗多，胃口不佳，不肯吃晚饭，夜间睡觉时容易发生低血糖，出现容易惊醒、面色苍白、出冷汗，甚至大汗淋漓等症状。如果爸爸妈妈早上起床或夜间睡觉时发现宝宝突然出汗，没有发热，看起来面色苍白、精神萎靡，应考虑低血糖的可能。可在家里先给宝宝喝一些糖水，再立即去医院，做进一步诊治。

合理营养，帮助宝宝预防佝偻病

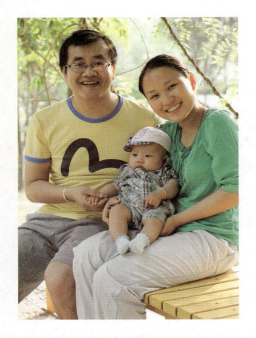

佝偻病，很多爸爸妈妈对这个词很熟悉，但真正了解它的人不多，大多数人对它的第一印象就是缺钙。一说到缺钙，爸爸妈妈们就开始担心，宝宝缺钙，会不会影响到生长发育，会不会发展成佝偻病。现在，我们就一起来看看如何防治佝偻病。

佝偻病的症状

佝偻病发生在不同年龄的宝宝身上，所表现出来的症状也不一样，详见下表。

年龄	症状
2~3 个月	• 多汗、易惊、夜睡不安、易哭闹等，此时头部可见枕秃，但没有骨骼的变化； • 若不及时治疗，可出现骨骼畸形
3~6 个月	头部可有颅软化
5~9 个月	方颅，前囟门增大，且闭合晚、出牙晚
10 个月	仍然没有出牙，严重的可见鸡胸、漏斗胸等
1~3 岁	• 腿部畸形，即 X 形或 O 形腿，也可有脊柱侧弯、骨盆畸形，同时可有肌肉的松弛； • 常见佝偻病的宝宝有腹部膨隆，即俗话说的"蛙腹"； • 检查血钙、磷均降低，碱性磷酸酶升高，X 片有明显的变化； • 若及时治疗症状可完全消失，骨骼的畸形可逐渐恢复，血钙、磷恢复正常
3~4 岁	• 仍有骨骼的畸形而无血钙、磷的异常，说明是后遗症期，此期再治疗也不能使畸形的骨骼恢复； • 若加强锻炼，如扩胸、仰卧抬头等运动，有助于缓解症状和矫正畸形
4 岁以后	可能有严重下肢畸形，需手术矫正

佝偻病的病因及预防措施

先天母体不足

原因分析：早发性佝偻病的根本原因是准妈妈在怀孕期间没有获得足够的维生素 D，同时伴有缺钙。

应对方法：女性在孕期尽量每天在户外活动 1~2 小时，可散步或做孕妇体操。这样可促进维生素 D 在体内的合成，提高准妈妈身体内源性维生素 D 的含量和储备量。

钙、磷摄入不足

原因分析：骨骼的主要成分是钙和磷，长期磷不足会影响骨骼的发育，出现畸形。食物中钙、磷含量少或比例不合适，也会造成钙、磷吸收不足。

应对方法：在医生的指导下给宝宝补充钙、磷制剂；宝宝的饮食要多样化，保证营养全面、均衡。

维生素 D 不足

原因分析：维生素 D 不足是小儿佝偻病最常见的原因，因为钙的吸收需要活性维生素 D 的参与，单纯补钙的吸收率很低。

应对方法：让宝宝晒太阳是补充维生素 D 的最佳方法。

药物影响

原因分析：某些药物会影响维生素 D 的吸收，如患癫痫的宝宝服用苯妥英钠、苯巴比妥等药物，都会影响维生素 D 的吸收。

应对方法：在服用此类药物时必须及时给宝宝补充维生素 D。

佝偻病的治疗与护理

对于患佝偻病的小宝宝，要坚持母乳喂养，因为母乳中的钙、磷比例最适宜。但由于母乳中的维生素 D 含量极少，因此可在医生的指导下增服伊可新、鱼肝油。人工喂养的小宝宝，要定期检查微量元素，在医生的指导下给小宝宝补充伊可新、鱼肝油和钙剂。

避免佝偻病的宝宝久站久坐。健康的宝宝不宜过早行走，以防骨骼变形。

如果宝宝有骨骼畸形的问题，可在专业人士的指导下进行纠正。

佝偻病的宝宝体质大多虚弱，需要随天气变化给宝宝增减衣服，防止受凉、受热。哺乳时如果宝宝出汗，要及时给他擦汗。

不要让佝偻病宝宝做剧烈运动，以免发生跌撞，引起骨折。

要带宝宝多晒太阳。

宝宝中暑了，尽快降温是"王道"

夏日炎炎，宝宝在外面玩得脸蛋通红、满头大汗是常有的事。而且宝宝生性好动，在外面玩得好的时候，即使太阳光变强烈了，也不愿意回家。这时，细心的妈妈就要学会采取正确的措施来预防和缓解中暑，使宝宝夏天也能在户外玩得尽兴。

中暑是指长时间暴露在高温环境（气温超过34℃）中，引起人体体温调节功能紊乱而导致的急性综合征。由于宝宝的抵抗力很低，大脑发育尚未完善，在盛夏季节，一旦护理不当就容易发生中暑。中暑不但对宝宝身体损伤极大，处理不及时还会危及生命。

中暑的表现，妈妈要熟知

在高温环境下，出现头痛、头晕、口渴、多汗、四肢无力发酸、注意力不集中、动作不协调等症状，即为中暑的先兆。

若出现面色潮红、大量出汗、皮肤灼热，或四肢湿冷、面色苍白、血压下降、脉搏增快等表现，体温升至38℃以上，则可确定为中暑。

宝宝中暑后需尽快降温

若发现宝宝有中暑症状，应立即到通风、阴凉、干燥的地方，如树荫下、走廊或阴凉的地板上等，让宝宝仰卧，解开衣扣，脱去或松开衣服。如衣服被汗水湿透，应换干衣服以尽快散热。

爸爸妈妈可以通过物理方法来尽快降低宝宝的体温，具体方法如下。

用毛巾蘸水（稍低于宝宝体温）擦拭宝宝的额头、脸、四肢及背部，擦拭后用浴巾盖上身体。

5~10分钟后，当宝宝的皮肤又变热时，再重复擦拭第二次、第三次，直到宝宝的体温降低至38℃以下。

也可以用退热贴来帮助宝宝降温，退热贴使用起来更方便一些。但是，退热贴不是"特效药"，它只能辅助降温，不能替代内服退热药。

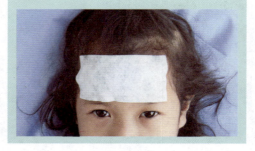

在给中暑的宝宝降温时，妈妈一定要密切观察宝宝的体温、脉搏和面色。当宝宝的体温降到38℃以下时，要暂停降温。

用食物或药物解暑

如果宝宝意识清醒，或者是经过降温后清醒过来，可给宝宝服用绿豆汤、淡盐水等，有助于降暑补水。还可以在医生指导下给宝宝服用仁丹和藿香正气水等解暑的药品。

如果宝宝中暑症状严重，或者经过处理后没有好转，则要立即拨打 120 急救电话，同时在电话中告知宝宝的情况，以便医务人员做好救援的准备。

小朋友大多喜欢在海边玩，但要注意预防中暑。

户外活动应预防中暑

夏天的时候，避免让宝宝在烈日下玩耍。夏天气温高，可在上午的 8 点左右带宝宝进行户外活动，9 点多就要带宝宝回家，或者下午 6 点左右带宝宝外出活动。上午 10 点到下午 4 点，这段时间不宜带宝宝外出。带宝宝外出时，要给宝宝戴上遮阳帽。

带宝宝外出活动时，爸爸妈妈要养成随身带水的习惯。因为宝宝 1 岁以后，会非常喜欢玩耍，导致出汗量急剧增加，容易口渴。尤其是气温很高的夏天，宝宝出汗更多，容易缺水而导致上火，更应该让宝宝多喝水。

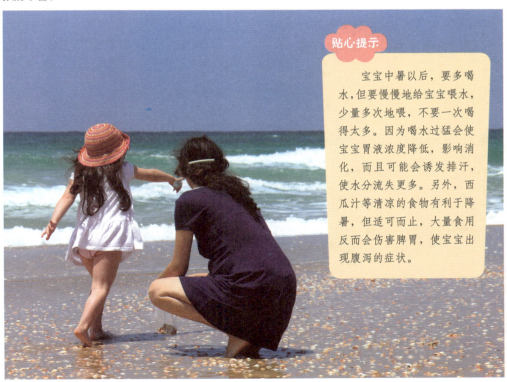

贴心·提示

宝宝中暑以后，要多喝水，但要慢慢地给宝宝喂水，少量多次地喂，不要一次喝得太多。因为喝水过猛会使宝宝胃液浓度降低，影响消化，而且可能会诱发排汗，使水分流失更多。另外，西瓜汁等清凉的食物有利于降暑，但适可而止，大量食用反而会伤害脾胃，使宝宝出现腹泻的症状。

勤洗勤换，宝宝夏天不长痱子

长痱子是夏天最常见的小儿皮肤病。因为夏天高温闷热，宝宝出汗多，而宝宝的皮肤散热功能相对差，汗孔容易被汗液堵塞而长痱子。

通常有白痱子和红痱子

白痱子多发生在新生儿的额、颈、胸背上部等处，为针头大小浅表性水疱疹，容易破，疱液清亮，没有红晕。人们常说的痱子多指红痱子。

红痱子多见于1岁以上的宝宝，多发生在头面部、颈、胸背、臀部、肘窝、腋窝等处，为针头大小密集的丘疹或丘疱疹，周围有轻度红晕。红痱子多痛痒难忍，宝宝会因此烦躁不安，用手抓挠痱子后，可引起细菌感染而产生痱毒，成为花生米甚至更大的脓性结节。

痱子的防治与护理

痱子一般不用特殊处理，它会随着天气转凉而逐渐消失。但是，经常抓挠痱子可引起感染，因此宝宝长痱子，爸爸妈妈要注意护理。

1 最有效、最绿色的痱子防治方法就是勤给宝宝洗澡，不让汗液黏在宝宝的皮肤上。汗液是宝宝长痱子的主要原因，出汗后要及时给宝宝擦汗、洗澡。

2 保证居室干燥、凉爽、通风，晚上睡觉的时候，给宝宝盖的被褥不要太厚，以免宝宝出汗过多而长痱子或加重症状。

3 给宝宝洗澡的时候，在洗澡水里滴几滴防痱子用的滴露，可有效防止宝宝长痱子。

4 如果宝宝长痱子了，给宝宝洗澡后，擦干皮肤，给宝宝涂抹适量的痱子粉，有助于缓解痱子。

痱子与湿疹的区别

痱子多发于夏天，湿疹一年四季都可发。

1岁以上的宝宝是痱子的高发人群，而2个月到2岁是宝宝湿疹高发期。

痱子初起时，皮肤发红，然后出现针头大小的红色丘疹或丘疱疹，密集成片，其中有些丘疹呈脓性。湿疹则是脸颊、前额、眉弓、耳后等部位出现丘疹、皮疹或疱疹，伴有渗出液，干燥后形成灰色或黄色结痂。

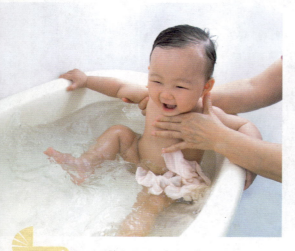

尿布疹，护好小屁屁是关键

一个年轻妈妈给我打电话。她的女儿菲菲3个月了，前些天拉肚子，每天要拉好几次水样的大便。她在给菲菲换尿不湿、洗小屁屁的时候，发现菲菲的屁股上长了尿布疹，红红的一片，而且菲菲整天哭闹，整个人看起来瘦了不少。我建议她别用尿不湿，换纯棉的、柔软的尿布，勤换勤洗，每次给宝宝换尿布的时候涂抹一些护臀膏。几天后，菲菲红屁股的症状就减轻了不少。

看到宝宝因为尿布疹痛痒而哭闹不止、寝食难安、精神不佳，体重也下降了不少，很多年轻的爸爸妈妈心里很着急，一急起来就六神无主，不知道怎么办了。其实，尿布疹重在预防，如果宝宝不慎患有尿布疹，爸爸妈妈要细心、科学地护理。

认识尿布疹

尿布疹也叫婴儿红臀，常见于婴儿的肛门周围、臀部、大腿内侧及生殖器部位，严重的可蔓延到会阴及大腿外侧。尿布疹刚发生时，宝宝的皮肤发红，慢慢出现红点，直至出现鲜红色斑点、会阴部红肿，之后逐渐融合成片，也就是大人所看见的一片片的红疹。情况严重的，可出现丘疹、水疱、糜烂，如果合并细菌感染则会产生脓包。

给宝宝换尿布时，要注意观察宝宝臀部，保持臀部干燥、卫生，有助于预防尿布疹。

宝宝为什么患尿布疹

宝宝的皮肤太娇嫩

宝宝的皮肤，尤其是婴儿的皮肤，其厚度只相当于成人皮肤的 1/10，很容易因摩擦而出现损伤。由于尿布紧贴宝宝臀部的皮肤，当宝宝活动时，会因为摩擦而诱发尿布疹。如果给宝宝用的尿布过硬，或者是宝宝对纸尿裤中的芳香剂、尿布洗涤剂等过敏，也可诱发尿布疹。

没有及时换尿布

如果宝宝排便、排尿后，妈妈没有及时给宝宝换尿布，会使宝宝的臀部总处于潮湿和尿便污染的环境，而且尿液和粪便中的细菌结合在一起，会分解形成带有刺激性的氨，都可诱发尿布疹。

妈妈吃刺激性食物

如果哺乳的妈妈吃了某些刺激性的食物，这些食物中的成分经过乳汁进入宝宝的体内，宝宝若对这种成分过敏，也有可能引发尿布疹。

贴心·提示

如果宝宝只是臀部皮肤发红，爸爸妈妈在家按照正确的方法处理就可以了。但是，如果宝宝的皮肤出现水疱或脓包，48~72 小时内不消失或更严重，就应及时就医。

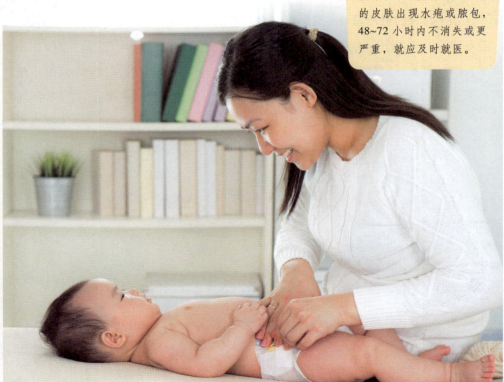

防治尿布疹的 4 个对策

尿布疹大多发生于 1 岁以内的宝宝，通常宝宝在 7~9 个月大的时候发病最厉害。因为宝宝在这一时期进食的食物种类逐渐增多，排出的尿液、粪便对皮肤的刺激性增大，尤其是排便后，如果尿布得不到及时更换，宝宝在这样的尿布包裹下过夜，特别容易诱发尿布疹。

当宝宝发生尿布疹时，如果症状比较轻，皮肤只有些发红，爸爸妈妈不要太担心，只要注意清洁臀部，保持臀部干燥，通常 3~4 天后皮肤发红的现象会逐渐消失。症状严重时，可造成臀部皮肤糜烂、丘疹、脱皮，甚至进一步发展为较大的表皮溃疡、溃烂，而且还会很疼痛、瘙痒，影响到宝宝的情绪、食欲和睡眠。

发现宝宝尿布疹，可通过以下 4 种方法防治尿布疹。

停用纸尿裤

纸尿裤虽然用起来便利，但爸爸妈妈通常是在纸尿裤达到一定尿液后才会更换，而这时纸尿裤表面通常都会留有尿液，会刺激到宝宝的皮肤。另外，纸尿裤大多是不透明状的，宝宝排便常常不能及时发现，容易使尿液、粪便混合产生反应，从而刺激到宝宝的臀部，诱发尿布疹。

勤清洗宝宝的臀部

每次宝宝排便排尿后，爸爸妈妈要及时换掉脏了的尿布，用温水将宝宝的臀部清洗干净，然后用干净、柔软的棉布轻轻吸干宝宝臀部的水分，让宝宝的臀部充分风干。

涂抹"防护层"

清洗、擦干臀部后，给宝宝的臀部涂抹一层薄薄的润臀油，这层油能隔离臀部和尿液、粪便，起到保护宝宝臀部的作用。

恰当处理尿布疹

如果宝宝已经患上尿布疹，爸爸妈妈则要在医生的指导下，恰当地处理宝宝臀部的尿布疹。可在清洗、擦干臀部后，给宝宝涂抹护臀膏，或者使用医生开的药物。涂抹好之后，要晾一会儿，使皮肤吸收了一部分药物，再给宝宝裹上干净、柔软的尿布。

宝宝臀部护理原来男女有别

　　预防尿布疹，最好就是爸爸妈妈平时要细心护理。男女宝宝生理构造不同，在臀部护理上也有所差异。

男宝宝的臀部护理步骤

第1步：擦净尿液或粪便

　　妈妈将手洗干净，把宝宝放在垫子上，解开宝宝的衣服、尿布，用卫生纸小心地擦去尿布上的尿液或粪便。

第2步：清洗宝宝的小屁屁

　　妈妈的一只手握住宝宝的双脚脚踝，将宝宝的双腿抬起，用毛巾蘸温水清洗宝宝的肛门和臀部，然后撤去尿布。

第3步：清洁宝宝的阴部

　　换一块干净的毛巾，由内向外清洁宝宝的大腿根及阴茎部位的皮肤褶皱，顺着皮肤纹理清洁阴茎和睾丸下的尿渍和大便。清洁阴茎时，不要拉扯阴茎的皮肤，也不要将包皮上翻。

第4步：晾晾宝宝的小屁屁

　　清洁后，用柔软的干毛巾轻轻吸干尿布区，让宝宝光着屁股蹬腿玩一会儿。等宝宝臀部的水分充分晾干后，在宝宝的肛门周围、睾丸周围、大腿内侧涂抹一层润臀油，再晾晾，最后给宝宝包上尿布。

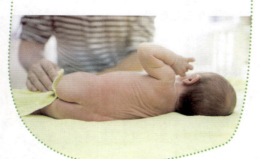

女宝宝的臀部护理步骤

第1步：擦拭宝宝的臀部

　　妈妈洗手后，将宝宝放在垫子上，解开衣服和尿布，用纸巾擦掉尿布上的尿液、粪便。用湿毛巾轻轻擦拭宝宝大腿根部的皮肤褶皱处，擦拭时要由上而下，由内而外。

第2步：清洁宝宝的阴部

　　抬起宝宝的双腿，用湿毛巾清洁宝宝的外阴部和肛门，要由前向后擦洗。

第3步：清洁宝宝的臀部和大腿

　　用干净、柔软的湿毛巾清洁宝宝的臀部、大腿，并向里擦洗至肛门。洗完后，再撤走尿布。

第4步：吸干宝宝尿布区水分

　　用干毛巾洗干尿布区的水分，然后让宝宝光着屁股玩一会儿，使臀部暴露在空气中，晾干后在宝宝的外阴周围、阴唇及肛门、臀部等处擦拭润臀油，晾一会儿，再给宝宝包裹尿布。

幼儿急疹突袭，多照护少干预

柔柔突然发热了，刚开始的时候体温是38℃，有些腹泻，但精神还不错。柔柔妈妈采取擦温水澡的方式，帮助柔柔把体温降了下来。但是到晚上，柔柔的体温迅速上升到39.2℃，柔柔妈妈立马紧张起来，赶紧带柔柔到医院治疗。检查后发现，柔柔有些轻微的流鼻涕、腹泻、咳嗽、喉咙发红的症状，虽然高热但精神、胃口受到的影响不大。这是幼儿急疹的病症。

幼儿急疹也称玫瑰疹、假麻疹，是一种常见的病毒性出疹性疾病，大多数宝宝在2岁以前都发生过幼儿急疹。幼儿急疹最大的特点就是突发高热，一般持续4天左右，然后全身出现粉红色斑点样皮疹。宝宝发生幼儿急疹后，一般都能获得持久免疫力，很少二次得病。

幼儿急疹的发病过程

潜伏期

宝宝感染人疱疹病毒6型，病毒一般"潜伏"7~17天。

发热期

宝宝突发高热，发热高达39~40℃。在发热期间，宝宝的食欲变得比较差，出现恶心、呕吐、轻微腹泻或便秘的症状，咽喉部位轻度充血，有的还可伴有轻微流鼻涕、咳嗽、眼睑水肿、眼结膜炎等症状。少数宝宝可出现高热惊厥的症状。

出疹期

宝宝高热一般持续4天左右，退热后，身上可出现大小不一的粉红色斑疹或斑丘疹。出疹的时候，刚开始身体前胸、后背出现斑疹，很快会波及全身，腰部和臀部较多。

退疹期

出疹1~2天，皮疹消退，无色素沉着或脱屑。

幼儿急疹很像感冒发热

宝宝感染幼儿急疹后，最初会出现体温升高，伴有轻微咳嗽、流鼻涕、喉咙发红等症状，看起来很像普通的感冒发热，因而常被妈妈们"误诊"而给宝宝吃感冒药和退热药。但是，药不对症，宝宝吃了药，高热并没有退下来。对于这种情况，就需要妈妈细心观察，对宝宝的病情做出正确的判断，这样才不至于因为错误用药或处理而影响到宝宝的治疗。

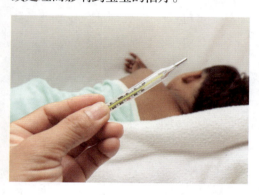

怎么判断宝宝得的是普通感冒还是幼儿急疹

1 看症状：一般来说，普通的感冒发热，除了体温升高外，还伴有咳嗽、流鼻涕、腹泻等症状，通常不会持续高热；幼儿急诊最典型的症状是起病急，高热39~40℃，持续3~5天后自然骤降，精神也随之好转，而且宝宝退热后身上会出现皮疹。

2 看年龄：普通的感冒发热随时都有可能发生，尤其是在宝宝抵抗力弱或家长照顾不周时；幼儿急疹多见于2岁以内的婴幼儿，以1岁以内的婴儿为高发人群，特别是第一次发热的宝宝，幼儿急疹的概率相对来讲会比较大。

幼儿急疹和麻疹不是一回事儿

幼儿急疹最后要"经历"热退疹出的过程，这使很多爸爸妈妈以为宝宝出麻疹了。实际上，幼儿急疹和麻疹不是一回事儿。

幼儿急疹和麻疹的区别

	出疹时间	出疹速度	出疹部位	精神状态	退疹情况
幼儿急疹	发热3~5天后，热退疹出	出疹快，同时出齐	面部、前胸、后背	发热时精神萎靡、食欲不振；热退疹出期间，作息正常，不受影响	3~4天退疹，没有脱屑，不留痕迹
麻疹	发热3天后，高热伴随出疹	3天出齐	全身	高热不退，精神萎靡、食欲不振	3天后退疹，留有疤痕和脱屑

宝宝得了幼儿急疹怎么办

当宝宝出现突然高热的症状时，爸爸妈妈不要慌张，要冷静下来，及时带宝宝到医院检查是否为幼儿急疹。理论上幼儿急疹不用治疗即可痊愈。但高热可导致惊厥，因此当宝宝出现高热时，应进行物理降温，严重时可服用退热药物，如泰诺林、百服咛等。

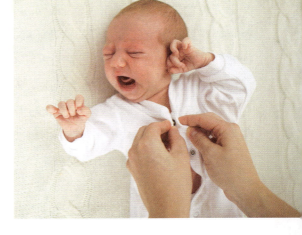

贴心·提示

给宝宝使用退热药的1~3个小时内，不要使用退热贴。因为退热药的原理是让小孩通过发汗来降温，但退热贴是局部冷却，两者的原理刚刚相反，同时使用会影响退热的效果。退热贴可在以下情况下使用：宝宝的温度在38.5℃以下，或者服用退热药之前等。

帮助宝宝保持清洁卫生

在宝宝发热期间，可以通过擦温水澡的方式帮助宝宝降温。宝宝因为发热，可能出汗比较多，这时爸爸妈妈要及时给宝宝擦去身上的汗渍，给宝宝更换干净的衣物，以防止宝宝着凉，还能防止出疹的时候出现感染。

幼儿急疹期间的饮食

多给宝宝补充水分

高热会"蒸发"掉宝宝身体里的水分，使宝宝看起来"上火"了——咳嗽、咽喉肿痛、便秘等。这时，爸爸妈妈需要多让宝宝喝水，让宝宝多出汗和排尿。不建议给宝宝喝糖水，这样会影响宝宝的食欲。

给宝宝吃易消化的食物

在发热期间，宝宝的胃口通常会受到影响，此时爸爸妈妈最好给宝宝准备流质或半流质食物，如稀饭、面片汤、西红柿鸡蛋汤、鸡蛋羹等，饮食尽量做到营养全面、容易消化。

痊愈前减少宝宝外出的时间，注意休息

充分的休息对促进宝宝疾病痊愈意义重大，爸爸妈妈要给宝宝营造良好的休息环境，保证室内安静、空气流通并保持清新。注意不要让宝宝做剧烈的运动，也不要逗宝宝大笑。

在宝宝发热期间，应减少宝宝外出的时间，因为这时候宝宝的抵抗力相对较弱，再加上出汗，极易着凉。另外，宝宝外出玩耍可能会影响休息。建议在宝宝充分休息、精神状态良好、出汗不多的情况下，适当在家附近玩一会儿，同时要给宝宝保暖，防止着凉。

部分宝宝在发热的时候，会变得十分依赖妈妈，希望一直依偎在妈妈的怀里，建议妈妈们尽量满足宝宝的心理需要，对促进宝宝痊愈、亲子关系等都十分有益。

贴心·提示

幼儿急疹是由病毒引起，通常是由呼吸道带出的唾沫传播的一种急性传染病，所以是会传染的。如果你的宝宝与患有幼儿急疹的宝宝密切接触，体内缺乏免疫力，就完全有可能被传染。由于幼儿急疹的潜伏期是7~17天，所以这段时间应密切观察宝宝的情况，如出现高热，应立刻采取措施暂时隔离，以免扩大传染。如果2周后宝宝仍安然无恙，说明没传染上幼儿急疹的病毒。

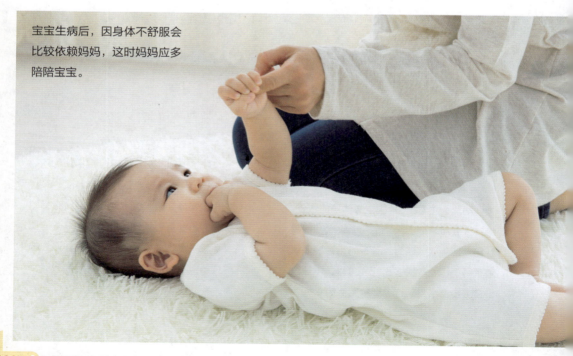

宝宝生病后，因身体不舒服会比较依赖妈妈，这时妈妈应多陪陪宝宝。

麻疹上演"潜伏记"，爸妈要练就"火眼金睛"

门诊故事

3岁的蕾蕾前两天"感冒"了，流鼻涕、打喷嚏、咳嗽，发热38.5℃。蕾蕾的妈妈给蕾蕾吃了退热药，还让蕾蕾多喝水。但是，两天过去了，蕾蕾不但没退热，嘴里还出现了针尖大小、周围有红晕、发白的斑点。刚开始的时候蕾蕾妈妈以为感冒发热使身体体液流失多，蕾蕾上火了才长的口疮。结果上网一查，网上有人说可能是麻疹。蕾蕾妈妈意识到自己可能弄错了蕾蕾的病情，马上带蕾蕾过来看病。经过检查发现，蕾蕾是患上麻疹了。

妈妈通常是第一个发现宝宝不舒服的人，也是最了解宝宝身体的人。但是，如果妈妈对一些疾病的症状不了解，就有可能会"诊错"，就像蕾蕾妈妈一样，把麻疹的初期症状当成感冒。

麻疹潜伏时间长，发展分3阶段

麻疹传染性很强，多发生于6个月至5岁的宝宝。麻疹就像一个"卧底"，在人的身体里潜伏10~11天后，才会发病。宝宝患麻疹后，病情发展通常有3个阶段。

前驱期（发疹前期）

宝宝出现流鼻涕、咳嗽、打喷嚏、眼睛怕光等类似感冒的症状，体温在38~39℃间浮动。发热2~3天后，宝宝的口腔可出现针尖大小、周围有红晕、发白的斑点，也就是麻疹黏膜斑，并不断增多。

出疹期

发热后的第3~4天，宝宝的体温可升高至40.5℃，耳后、颈部、沿着发际边缘等部位开始有稀疏、不规则的红色皮疹出现。

第5天，皮疹向下发展，遍及面部、胸前、后背、上肢。

第6天，皮疹累及下肢及足部。皮疹逐渐由小块连成片，呈斑状。在此期间，宝宝的高热持续不退，脸部微肿，口腔内溃烂，眼部充血并有大量分泌物，有的还会出现腹泻的症状。

恢复期

发病后的第7~10天，宝宝体温逐渐下降，身体各方面功能开始恢复，红色的皮疹按出疹顺序慢慢变成褐色。大概1个月后，红色皮疹消退，皮肤留有糠麸状脱屑及棕色色斑。

接种了麻疹疫苗为什么还会患麻疹

宝宝接种麻疹疫苗后也有可能患麻疹。因为麻疹减毒活疫苗在接种 3 周后，抗体才开始保持在一定的水平上，才能预防麻疹。

麻疹疫苗不是终身免疫的。麻疹减毒活疫苗接种后所产生的抗体可维持 4~6 年，即预防有效期限仅为 4~6 年，以后逐渐消失，因此宝宝在 7 岁时需要再接种一次。

另外，接种麻疹疫苗也有禁忌症。如果宝宝对鸡蛋有过敏史，则暂时不要接种。患严重疾病、急性或慢性感染者、发热者，应待康复后咨询医生，医生认为可以接种了，再进行补种。注射过免疫球蛋白者，间隔时间应在 1 个月以上，再接种麻疹疫苗。

麻疹痊愈前的饮食和起居

由于至今尚未发现有效的抗麻疹病毒药物，所以宝宝患有麻疹后，需要爸爸妈妈的细心护理。

让宝宝多休息

让宝宝卧床休息至皮疹消退、体温恢复正常，要让宝宝多休息，不要带宝宝到户外活动。如果宝宝住院，医院为了预防感染的传播，通常会对患病的宝宝进行隔离。

营造良好的居室环境

室内保持空气新鲜，每天通风 2 次，每次 30 分钟左右；室内温度宜保持在 18~22℃，湿度保持在 50% ~60%。

宝宝出疹期间的衣着和被褥

给宝宝穿着的衣服要宽松、舒适，贴身的衣服一定是纯棉材质的，以减少对皮肤的刺激；给宝宝用的被褥要冷热适度。忌给宝宝捂汗，以免加重宝宝发热症状。当宝宝出汗时，要及时给宝宝擦干汗液并更换衣服。

不同病程，宝宝的饮食也不同

宝宝发热、出疹期间，注意宝宝的饮食最好以牛奶、豆浆、稀粥、藕粉等流质或半流质食物为主，每天 6~7 餐。10 天以后，宝宝恢复正常，可食用少量软食，每天 3 餐，再加 1~2 次点心。在恢复期间，不要给宝宝食用油腻、生冷、酸辣的食品，但此时不必忌嘴，以保证营养的全面摄入。另外，要多给宝宝喝水，也可遵医嘱给宝宝服用补液盐。

积极预防麻疹并发症

1 注意宝宝的体温，预防高热惊厥：宝宝体温超过 39℃时，可用温水为宝宝擦身，防止高热惊厥。如果物理降温无效，须在医生的指导下用退热药，但避免急骤退热，以免影响透疹，引发并发症。

2 多方面护理宝宝的皮肤，防止皮肤感染：当宝宝开始出疹时，爸爸妈妈要细心护理宝宝的皮肤。要保持床单整洁干燥；在室温条件允许的情况下，每天用温水给宝宝擦浴，但忌用肥皂；宝宝如果有腹泻症状，要及时给宝宝更换尿布，保持臀部清洁干爽；给宝宝剪指甲，以防宝宝抓挠而导致皮肤感染。

3 及时清理呕吐物，预防中耳炎：如果宝宝有呕吐的现象，爸爸妈妈应让宝宝侧卧，并及时清除呕吐物，避免呕吐物流入耳道发生中耳炎。另外，还要及时为宝宝清除鼻痂，帮助宝宝拍痰，使宝宝呼吸顺畅。

4 宝宝咳嗽时要给宝宝止咳：如果宝宝咳嗽剧烈、频繁，可用镇咳剂或雾化吸入，以缓解咳嗽。

以下症状要立即就医

出疹期如果透疹不畅、疹色暗紫、持续高热、咳嗽加剧、喘憋，说明宝宝并发肺炎，重症肺炎可致心力衰竭。

如果宝宝出现频咳、声嘶、哮吼样咳嗽、吸气性呼吸困难等，表明并发喉炎。

如果宝宝出现嗜睡、惊厥、昏迷的症状，则为并发脑炎的表现。

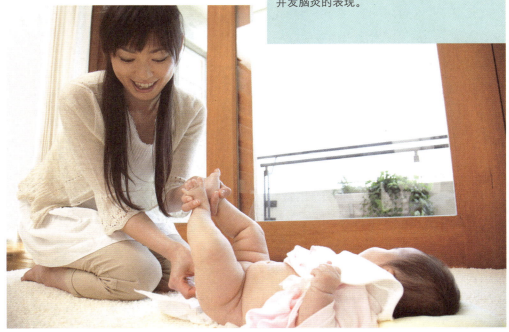

宝宝出水痘，细心护理至关重要

水痘是由带状疱疹病毒初次感染引起的急性传染病，学龄前儿童多发，常以托儿所、幼儿园等群体性感染的形式出现。

水痘一般不需要治疗

水痘是一种自限性疾病，如果宝宝没有出现并发症的现象，一般不需要治疗，通常2周左右可自行痊愈。

水痘的潜伏期约为2周，起初在头皮、脸部、臀部、腹部等部位出现直径为2~3厘米的红色皮疹，半天后可遍布全身。通常在数小时至半天后，皮疹可逐渐变成包含透亮疱液体的小水痘，周围有红晕。

经过2~3天，水痘逐渐干瘪，形成黑色的疮痂。如果宝宝的水痘严重，可出现红色皮疹、水疱、疮痂混杂在一起的情况，通常1~2周内所有的水疱变成疮痂。最后，疮痂脱落后，皮肤会慢慢愈合，一般不留疤痕和色素沉着。但是，如果护理不当，宝宝抓挠后感染，就有可能会留下疤痕。

需要及时就医的3种情况

1 宝宝的水痘疱疹发生感染，出现脓包、脓痂，要及时就医。

2 宝宝长水痘时，一般连续4~5天会出现新鲜的水痘疱疹，如果在病症的第6天仍然出水痘，爸爸妈妈要引起重视，尽快带宝宝看医生。

3 宝宝出痘时持续高热不退、咳喘、呕吐、头痛、烦躁不安、嗜睡、精神萎靡，看起来脸色很差，应及时送医院就诊。

避免错误用药

出痘时多伴有37~38℃的发热现象。最好用冰枕、毛巾、多喝水等物理退热法。应避免使用阿司匹林类药物来退热，以免引发并发症。

爸爸妈妈不要随便跟宝宝吃祛火排毒的药物。有的妈妈错误地认为水痘出得越多越好，因而一味地给宝宝吃透表发疹的药，这样做的结果是导致全身水痘密集，使病情加重。

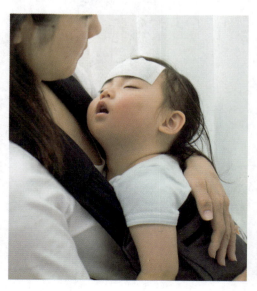

怎样减少宝宝的瘙痒感

水痘最折磨人的地方就是它奇痒无比，因而很多宝宝出痘后忍不住去抓挠。水痘还有一个特点，就是特别容易破，宝宝一抓挠就可使水痘破溃而形成凹痕。可以通过以下方法帮助宝宝减轻瘙痒。

1 宝宝长水痘时，会感到奇痒无比而忍不住抓挠。爸爸妈妈应将宝宝的指甲

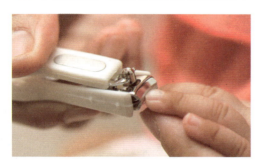

剪短，同时跟宝宝讲道理，告诉他不要去抓痒；对于年纪小的宝宝，爸爸妈妈可用纱布做成手套给宝宝戴上。

2 如果宝宝的水疱已经结了疮痂，可用加入可溶性苏打的温水给宝宝洗澡，减轻宝宝的瘙痒感。水疱变成疮痂前最好不要给宝宝洗澡，可以用淋浴冲洗臀部，以免水肿的微生物进入皮肤而造成感染。

3 给宝宝穿的衣服、用的被褥不宜过多、过厚、过紧，太热了会致宝宝出汗使皮疹发痒。

注意消毒，避免感染

水疱破裂后，疱液很容易污染衣物、被褥，所以要勤给宝宝换内衣、睡衣、床单、枕套等。这些被褥、衣物清洗干净后，要放在阳光下暴晒6个小时左右，以起到消毒的作用。

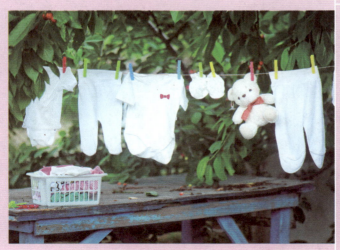

家里所有的餐具洗干净后都要消毒；玩具、家具、地面可用肥皂水或来苏水擦洗消毒。

保持空气流通也有杀灭空气中病毒的作用，爸爸妈妈每天要定时给房间通风；给房间通风时，要注意防止宝宝受凉；房间尽可能让阳光照射，要打开玻璃窗，让阳光照进屋子里。

合理安排宝宝的饮食

宝宝长水痘时，给宝宝安排的饮食最好是清淡、爽口的流食。忌食温热、辛燥的食物，如姜、蒜、葱、韭菜、洋葱、芥菜、蚕豆、荔枝、桂圆等；也不宜给宝宝吃温热的补品和油腻的食物。

宝宝出水痘时，爸爸妈妈要给宝宝喝大量的水。因为在出水痘期间，宝宝因发热可能会出现便秘的情况。

控制水痘的关键在于预防

1 接种水痘疫苗。我国的水痘疫苗属于自愿自费接种的疫苗，水痘传染性很强，如无禁忌症，建议爸爸妈妈带宝宝接种水痘疫苗。

2 水痘主要通过飞沫经呼吸道传染，而病人是主要的传染源，与水痘患儿接触的宝宝，约90%会发病。因此爸爸妈妈要尽量避免宝宝接触水痘患儿，以防感染。

3 如果宝宝不慎接触了水痘患儿，可在3日内注射水痘疫苗——带状疱疹免疫球蛋白或高效价带状疱疹免疫血浆，以减少宝宝发病的概率。

贴心·提示

水痘奇痒无比，可在医生的指导下使用药物，如可以在洗澡后，将炉甘石涂液抹在水痘表面来帮助宝宝缓解瘙痒。不建议使用任何含有苯海拉明的乳液，因为药物会通过红肿的皮肤被吸收而引起不良反应。

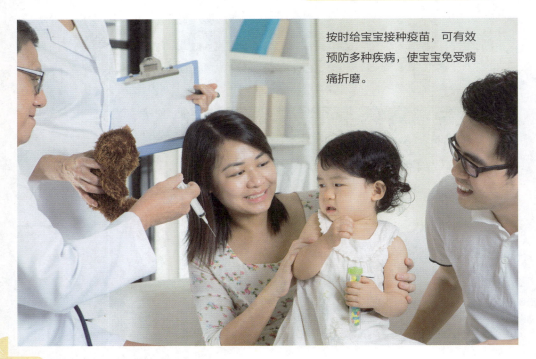

按时给宝宝接种疫苗，可有效预防多种疾病，使宝宝免受病痛折磨。

湿疹，闹心的皮肤过敏性疾病

诗诗从 2 个月开始长湿疹，诗诗妈妈尝试了好几种药膏，效果时好时坏。现在诗诗都 1 岁半了，湿疹还是缠着她。前几天给诗诗吃了虾仁，诗诗妈妈发现诗诗的湿疹变得严重了。诗诗妈妈怕发生感染，就赶紧带诗诗来我们医院。诗诗的湿疹是由过敏引起的，我让诗诗妈妈用 1%~4% 硼酸溶液给诗诗洗湿疹部位，再涂抹炉甘石呋喃西林洗剂，并交代暂时不要给诗诗吃虾仁，也不要给诗诗乱涂药。

湿疹是一种慢性、长期、反复发作的过敏性皮肤炎症，2 个月到 2 岁的宝宝是湿疹的高发人群。宝宝发生湿疹，一般分布在额头、眉毛、耳郭周围、面颊等部位，严重的可蔓延至全身，尤其以皮肤褶皱如腋下、肘窝多发。

湿疹的主要症状

不同类型的湿疹，表现出来的症状也有所差异。爸爸妈妈要了解各种类型的湿疹，当宝宝出现这些状况，爸爸妈妈就不会误判而出现"药不对症"的情况。

类型	高发人群	主要症状
脂溢型湿疹	多发生于 3 个月以内的婴儿	前额、脸颊、眉间皮肤潮红，覆有黄色油腻的痂，看起来油乎乎的，显得很脏。之后，可发展成颏下、后颈、腋下及腹股沟出现潮红及渗出
湿润型湿疹	多见于 3~6 个月的肥胖婴儿	头顶、额头、两侧脸颊可出现对称性米粒大小红色丘疹，伴有小水疱及红斑连成片状，有糜烂、渗出、结痂。这一类型的湿疹奇痒，宝宝常抓挠而出现带血的抓痕以及鲜红色的湿烂面。如果治疗不及时，可泛发到全身，还可继发感染
干燥型湿疹	多见于 6 个月~1 岁较瘦、营养状况比较差的婴儿	主要表现为面部、四肢、躯干外侧等部位皮肤发红，长有丘疹，并有糠皮样脱屑及鳞屑结痂，没有渗出。长有湿疹部位的皮肤显得粗糙、干燥

当然，湿疹的类型并不是绝对的，有的时候可能单独存在，有的时候两种或三种湿疹同时存在。

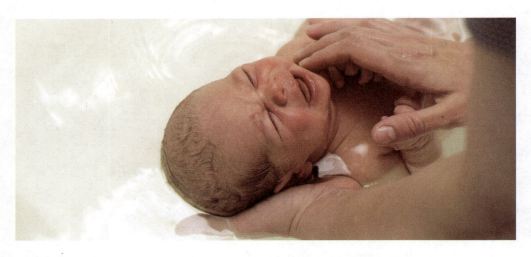

湿疹的药物治疗

爸爸妈妈最好不要自行用药，应先带宝宝看医生，在医生的指导下用药。也不要随便使用单方、偏方。

当发现宝宝急性期水疱破后，不要洗澡，局部每天用 1%~4% 硼酸溶液湿敷外洗 15 分钟，外面涂以 15% 氧化锌软膏。当以红丘疹为主要症状时，可用温水洗澡，但不要用肥皂或沐浴液，可用 1%~4% 硼酸溶液外洗湿疹部位，然后涂抹炉甘石呋喃西林洗剂。

给宝宝涂抹药物，一定要按照医生的指导，坚持用完整个疗程，不能因为湿疹缓解或暂时消失了就停药。在用药期间，要观察宝宝的各项反应，如果有不良反应，应及时停药并联系医生。

爸爸妈妈可在宝宝患有湿疹的部位做好记号，如用圆珠笔轻轻圈点，这样用药后皮损消失，仍然能找到患有湿疹的部位。

帮宝宝找出过敏原

过敏是引起湿疹的重要原因，爸爸妈妈要尽量找出宝宝湿疹的过敏原，以防诱发或加剧湿疹。例如宝宝吃虾仁后过敏加重，说明宝宝对虾过敏，要避免吃虾。如果妈妈吃虾、蟹等食物后喂奶，宝宝的湿疹加重，说明宝宝对这些食物过敏，妈妈要尽量避免吃这些食物。花粉、尘螨、动物的皮肤等有可能是过敏原。

贴心·提示

给宝宝涂抹激素类药物，虽然能让湿疹很快消失，但停药后可复发，而且更加严重。长期使用激素类药物，可导致宝宝皮肤抵抗力下降，容易合并细菌感染，还可能引起用药局部皮肤变厚变黑。

湿疹宝宝的饮食宜忌

❌ **忌喂得过饱**：以配方奶粉喂养为主的宝宝，爸爸妈妈不要把宝宝喂得过饱，消化不良可使湿疹加重。

✅ **添加鸡蛋要循序渐进**：当宝宝6个月以后，添加蛋黄时要按照循序渐进的原则，先添加1/4个蛋黄，然后观察1~2天，看宝宝是否有过敏症状，如果没有，再继续添加，并按照1/2个到1个的量，逐渐添加。到宝宝8个月的时候，可将鸡蛋磕入碗中，加水搅匀，蒸成鸡蛋羹给宝宝吃，再观察宝宝是否有过敏现象。如果宝宝出现过敏，则要暂时停止添加鸡蛋。

✅ **饮食要清淡**：对于1岁以上的宝宝，在患湿疹期间，爸爸妈妈给宝宝准备的食物应以清淡为主，少加盐和糖，以免造成体内水和钠过多的积存，加重皮疹的渗出及痛痒感，导致皮肤发生糜烂。

✅ 应多让宝宝吃富含维生素和矿物质的食物，如绿叶菜汁、胡萝卜素、鲜果汁、西红柿汁、菜泥和果泥，以调节和减轻皮肤的过敏反应。

贴心·提示

宝宝湿疹期间，暂缓卡介苗或其他疫苗的预防接种。

护理好宝宝的皮肤

注意宝宝的衣着

给宝宝穿的衣服要宽松、舒适，不要穿得太多，过热可诱发或加重湿疹；宝宝的贴身衣物一定要是纯棉的，以减少对宝宝皮肤的刺激；给宝宝洗衣服时，要用婴儿专用洗涤剂；勤换宝宝的衣服。

给宝宝洗澡时要注意的问题

宝宝患上湿疹后，给宝宝洗澡时不能用碱性的肥皂，水温也不宜过烫；给宝宝洗澡的次数不宜太过频繁；给宝宝洗完澡后，用干净柔软的毛巾为他擦净身体，然后涂抹郁美净等儿童专用润肤液，以保持皮肤柔软、润泽，防止干燥瘙痒。

避免宝宝抓挠皮肤

定期为宝宝修剪指甲，以防宝宝抓破患处。年龄较小的宝宝，可用软布松松地包裹双手，但要勤观察，防止线头缠绕宝宝手指。湿疹痊愈后就不用再包裹。

避免带宝宝外出

宝宝患有湿疹时，最好不要带宝宝外出，如果必须外出，避免太阳直晒患有湿疹的部位，以免加重湿疹处的刺痒感。

识别手足口病，妈妈要有一双慧眼

现在很多爸爸妈妈一听到"手足口病"就感到恐惧。在门诊里，爸爸妈妈们也常问我："医生，我儿子脚上有个小疹子，是不是手足口病呀？"旁边的爸爸妈妈一听，下意识地抱着宝宝赶紧后退，远离那个"危险源"。手足口病让爸爸妈妈们如此"闻风丧胆"，那么，什么是手足口病呢？它有哪些症状？宝宝发生手足口病后怎么护理？

什么是手足口病

手足口病是一种常见于5岁以下宝宝的急性传染病，常由肠道内各种病毒引起，多发于夏秋交替季节。每年9月份入园是手足口病的高发期，爸爸妈妈要时刻观察宝宝的健康状况。

绝大多数的手足口病可在1~2周内痊愈，爸爸妈妈不用过于担心。但也有一些宝宝会出现比较危险的状况，如患上脑膜炎、心肌炎等并发症，甚至会导致死亡。因此，当宝宝出现手足口病的症状时，爸爸妈妈要立即带宝宝就医，做到早发现、早治疗。

手足口病的症状

手足口病潜伏期一般在2~10天，发病初期宝宝会出现咳嗽、流鼻涕、烦躁、哭闹等症状，多数不发热或低热。

发病1~3天，宝宝的口腔、舌头、脸颊、手心、脚心、肘部、膝盖、臀部和前阴等部位，出现小米粒或绿豆大小、周围发红的灰白色小疱疹或红色丘疹。

口腔内的疱疹破溃后即出现溃疡，使宝宝流口水或觉得嘴巴疼，不能吃东西，严重的还可伴有发热、流鼻涕、咳嗽等症状。

极少数患有手足口病的宝宝会出现肺部功能变差，呼吸变得急促或者困难，可能出现类似窒息的症状。也有的宝宝会有精神涣散、恶心呕吐、嗜睡等症状，这是感染并发症的表现，要及时就医。虽然手足口病出现重症并发症的病例并不多，但也要引起重视，千万不能放松警惕。要随时观察孩子的情况，如有异常，要及时送到医院接受治疗。

贴心·提示

如果宝宝在口、手、脚、肛门等部位出现丘疹或疱疹时，无论是否有发热情况，爸爸妈妈都应该带宝宝去医院，由医生来确诊是否为手足口病。

宝宝得了手足口病怎么办

当宝宝出现手足口病的症状时，爸爸妈妈不要惊慌，一定要尽早就医，配合医生进行治疗。

1 **对宝宝进行隔离：** 手足口病可通过唾液、喷嚏、咳嗽、说话时的飞沫等方式传染，当宝宝确诊为手足口病后，要让宝宝待在家中，不要外出，直至热度、皮疹消退及水泡结痂。一般需隔离2周。如果家里不止一个宝宝，要将健康的宝宝和患有手足口病的宝宝隔离开来。

2 **宝宝用品需要消毒：** 宝宝用过的玩具、餐具、毛巾以及穿过的衣服等都应彻底消毒，一般常用含氯的消毒液浸泡及煮沸消毒。不宜蒸煮或浸泡的物品可置于日光下暴晒。让宝宝养生良好的卫生习惯，饭前、便后要彻底洗干净双手。

3 **护理好宝宝的口腔：** 应保持宝宝的口腔清洁，预防细菌继发感染。每次餐后应让宝宝用温水漱口，口腔有糜烂时可涂金霉素、鱼肝油，以减轻疼痛，促使糜烂早日愈合。月龄小的宝宝，妈妈可用棉棒蘸生理盐水，轻轻地为其清洁口腔。

4 **保持室内空气流通：** 居室内应保持空气新鲜，温度适宜，每天至少开窗通风2次，每次至少20分钟。可用醋熏蒸的方式对房间进行消毒。另外，居室内要避免人员过多，禁止吸烟，防止空气污浊，避免继发感染。

5 **注意休息和饮食：** 宝宝确诊为手足口病后，一周内应卧床休息，多喝温开水。饮食方面，宝宝因发热、口腔疱疹胃口较差，不愿进食，所以给宝宝的饮食宜清淡、可口、易消化，口腔有糜烂时可以吃一些流质食物，禁食冰冷、辛辣、咸等刺激性食物。

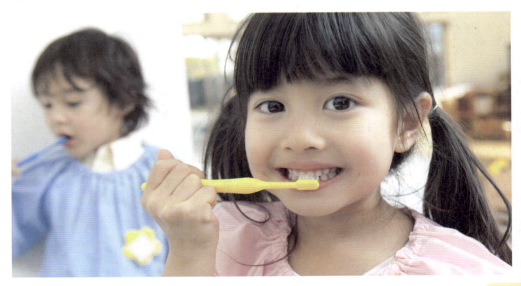

6 护理好宝宝的皮肤：宝宝的衣服、被褥要清洁，衣着应宽大、柔软，而且要经常更换，并及时消毒。给宝宝准备的床铺应平整干燥。另外，要把宝宝的指甲修剪整齐，必要时用软布手套套住宝宝的双手，防止宝宝抓破皮疹。宝宝臀部长有皮疹，应随时清理大小便，保持臀部清洁干燥。宝宝身上的疱疹破裂时，局部可涂擦 1% 龙胆紫或抗生素软膏。

7 宝宝发热时的对策：宝宝发生手足口病，常会出现低热或中等发热症状，一般不需要特殊处理，让宝宝多喝水，注意散热即可。对于体温超过 38.5℃ 的宝宝，则要在医生的指导下使用退热药。

贴心·提示

如果宝宝出现持续高热、精神差、呕吐、手脚发凉，特别是四肢抖动的症状，则应当立即就医。

手足口病流行期间如何做预防

要想让宝宝少受苦，重点是做好预防，让手足口病远离宝宝。那么，爸爸妈妈应注意哪些方面呢？

注意个人卫生

平时，家中的每个成员尤其是宝宝，都要注意个人卫生，要勤剪指甲、勤洗手，尽量减少病毒的滋生。另外，遥控器、垃圾桶、门把手等地方有很多细菌和病毒，爸爸妈妈要注意这些物品的清洁与消毒。

保持良好的居室环境

爸爸妈妈要将厨房、卫生间这些家庭卫生重灾区里的卫生死角清理干净；床单、垫被等要勤晒勤洗；平时多开窗通风，保持室内空气流通，可每周对房间进行消毒。

帮助宝宝养成良好的作息习惯

保证宝宝有充足的睡眠时间，不要让宝宝过于疲劳，养成健康的作息习惯，这样做能改善宝宝的体质，提高免疫力，对抵御病毒入侵有一定的帮助。

时刻关注宝宝的健康

在手足口病流行时期，爸爸妈妈要时刻关注宝宝的健康情况。宝宝从幼儿园回家之后，要让宝宝洗手。另外，每天检查宝宝的手上、嘴巴里有没有长类似于米粒的疱疹，再看宝宝有没有发热的现象，如果有则要引起重视。

有过手足口病史的宝宝也要做好防病措施

病毒也是在千变万化的，宝宝的抵抗力比较差，虽然得过一次手足口病会有抗体，但是并不排除因为其他病原体感染而再次患上该病。所以对于 5 岁以下的宝宝来说，防病措施时刻不能放松，尤其是感染过手足口病、正在恢复期的宝宝，抵抗力可能一时半会不能恢复到最佳状态，更要注意个人卫生。

手足口病与口腔溃疡的区别

手足口病是肠道病毒所致，以疱疹为主；而一般的口腔溃疡是疱疹病毒引起，以溃疡为主。

手足口病的症状是手心、脚心、口腔、臀部都有小红疹，而且伴有发热现象；而口腔溃疡的症状就是口腔、喉咙、软硬鄂、上下唇内侧等处有溃疡面，大多没有发热的症状。

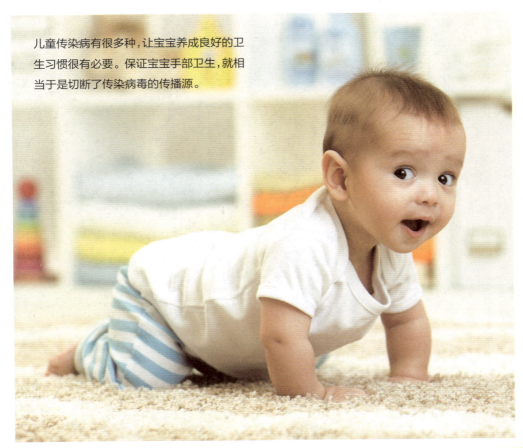

儿童传染病有很多种，让宝宝养成良好的卫生习惯很有必要。保证宝宝手部卫生，就相当于是切断了传染病毒的传播源。

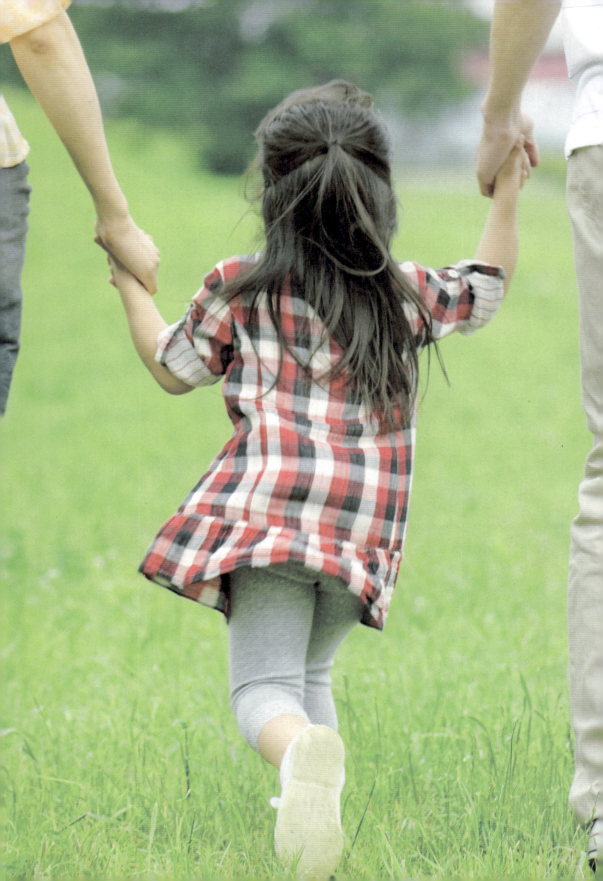

第 五 章

宝宝发生意外，父母应会紧急处理

从会翻身到满地爬再到独立行走，宝宝的自主活动能力越来越强，也渐渐开始"不安分"，也就免不了磕磕碰碰。另外，还得提防他因为好奇心强，东摸西碰引发各种意外。作为父母，要怎样清除宝宝身边的安全隐患呢？面对生活中常见的意外情况，要如何处理呢？本章将一一为你解答。

心肺复苏，关键时刻能派上大用场

　　如果宝宝发生意外，出现呼吸、心跳骤停的情况，需要及时对宝宝进行心肺复苏，以重建宝宝的呼吸、循环，减少对脑细胞功能的损害，不留神经后遗症。进行心肺复苏的步骤如下。

第1步
先求助再救助

　　当发现宝宝的意识正在逐渐消失时，爸爸妈妈要保持自己的头脑清醒，不要慌乱。在条件允许的情况下，立即向周围的人求助或拨打急救电话120，然后再用心肺复苏的方法对宝宝进行急救。

第2步
保持呼吸道通畅

　　将宝宝仰卧在坚硬的平面上，如木板床或地面上。确保移动宝宝时，要将其头部、颈部、肩膀及背部一并移动。要保持宝宝呼吸道通畅，应使宝宝的头部呈侧位，解开宝宝衣服，清除口腔内分泌物和异物，防止误吸入呼吸道。

第3步
进行人工呼吸

　　观察宝宝3~5秒，看他有无呼吸，若无呼吸，即用口对口吹气一次或两次。具体操作如下：

1. 一只手捏宝宝鼻孔，另一只手扶其下颌，使头部后仰，上呼吸道得以畅通。

2. 先深吸一口气，俯身以口唇包围宝宝的口部，用力缓慢吹气，以使上腹部及胸部稍抬起，然后放开鼻孔。

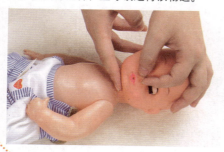

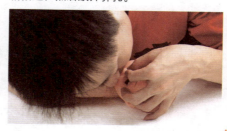

第4步

检查脉搏

触摸宝宝颈动脉 5~10 秒，触摸宝宝股动脉或肱动脉 5~10 秒，判断是否有搏动。若有脉搏无呼吸，应每 4 秒进行 1 次人工呼吸，每 15 次人工呼吸检查脉搏 1 次，直至其恢复呼吸或医护人员到场为止。如果没有脉搏，开始胸外按压。

贴心提示

1.在进行心肺复苏的同时，应立刻送宝宝到医院诊治或拨打急救电话120。

2.进行胸外按压时，手指部位应避开胸部，否则易造成肋骨骨折、气胸、肝破裂，按压时要有节奏，不可用力过猛。

3.给小宝宝做人工呼吸时不可吹气过猛，以免肺泡破裂。

第5步

胸外按压

手掌根平放在宝宝胸骨下 1/3 处（1 个月内的宝宝用拇指），手臂伸直，两手交叉按压胸部。压下胸壁约 2.5~3.5 厘米。每按压胸壁 4 次，人工呼吸 1 次。新生宝宝用环抱法，拇指重叠向下按压约 2 厘米，每按压 4 次，吹气 1 次。20 次循环后，检查宝宝的脉搏及呼吸 5 秒。若仍无脉搏及呼吸，继续以 4 次压胸 1 次吹气，每循环 20 次复检 1 次，持续进行人工呼吸和胸外按压复苏。

按压有效指标为触及颈动脉或股动脉搏动。如果宝宝面色转红，瞳孔缩小，呻吟挣扎，则为成功的预示。

坚持进行心肺复苏，直到专业医务人员到来。你现在所做的一切都是对宝宝最大的帮助。

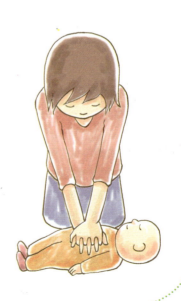

家有"淘气包"，必备急救箱

急救是一种临时性的处理，是在确定治疗方案前采取的辅助治疗。宝宝好动，经常磕了碰了，而且他不知道哪些行为或东西比较危险，容易发生意外。因此，爸爸妈妈要学习一些急救的知识，如心肺复苏。此外，家里还应准备一个急救箱，以备不时之需。急救箱里的物品应包括以下几种。

酒精棉
给宝宝的伤口消毒。

绷带
包扎伤口或患处，用以固定和保护受伤部位。

棉花棒
用于清洗小的出血伤口，也可以用来按压伤口以止血。

一次性手套、口罩
防止感染。

三角巾
也叫三角绷带，可承托受伤的上肢、固定敷料或骨折处等。

手电筒
在照明条件不好的情况下使用；也可在晕倒时做瞳孔反应。

消毒纱布
用来包扎伤口，以免伤口感染。
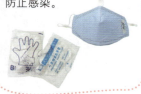

安全别针
用来固定绷带、三角巾。

冰袋
可用于瘀伤、肌肉拉伤或关节扭伤的部位，缓解局部肿胀，也可用于止血，还可以用来退热降温。

胶布
纸胶布可固定纱布，不会刺激皮肤，一般宝宝都能使用；氧化锌胶布则可以固定绷带；家有过敏体质的宝宝，应准备脱敏胶布。
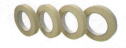

生理盐水
用来清洗伤口，最好选择独立的小包装或中型瓶装。
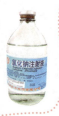

圆头剪刀、镊子
剪刀用来剪胶布或绷带；镊子用来夹酒精棉对伤口进行消毒或清理伤口上的脏东西。
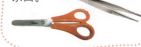

眼进异物不要用手揉眼睛

一旦异物进入眼睛，宝宝马上会感到疼痛，流泪，睁不开眼，就会习惯性地用手揉眼睛。其实这样反而会加重对眼睛的损害。一是揉眼睛可使异物在眼睛里活动，而伤害到眼睛；二是将手中的细菌"揉"进眼睛里，极易引起感染，导致结膜炎甚至角膜炎。那么，宝宝的眼睛进入异物，应如何处理呢？

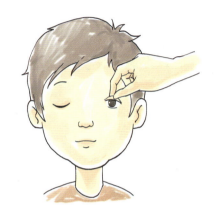

如果是灰尘、沙粒或是小飞虫"迷眼睛"了，要安慰宝宝不要惊慌，然后让宝宝自然闭眼，或用手轻提上眼皮，灰尘就可随大量眼泪流出来。一次不行，可以重复再做。如果靠眼泪冲不出来，异物可能在上眼皮内，可以轻轻把上眼皮翻过来，用蘸凉开水的湿棉签或干净的手绢轻轻地把异物沾出来。

如果是沙子，要准备一碗干净的凉开水（必须是经过煮沸的自来水），将宝宝的头部朝有异物的一边倾斜，如左眼受伤则向左面倾斜，然后慢慢用凉开水给宝宝冲洗有异物的眼睛5分钟。

生石灰进入眼睛，应该用棉签或干净手绢将生石灰粉擦出，然后再用清水反复冲洗受伤的眼睛，至少要冲洗15分钟。同时叫救护车，到医院进行检查治疗。生石灰遇水会生成碱性的熟石灰同时产生热量，处理不当反而会灼伤眼睛。

若是洗发水、香皂水等不小心溅入眼中，可以用大量清水冲洗。

如果宝宝的眼睛是被尖锐物品刺到，立刻叫救护车。千万不能让宝宝揉眼睛，也千万不能试图用其他办法帮他取出异物，这时一定要用毛巾覆盖住他的双眼，尽量使他的情绪平稳下来，而且不要让他转动眼球。

如果热水或热油进入宝宝的眼睛，可先撑开宝宝的眼皮，用清水冲洗5分钟，不要乱用化学解毒剂，同时立即叫救护车送往医院。

宝宝耳朵进异物，不要用手抠

这些年来，接诊的宝宝里，有不少宝宝是因为耳朵发炎引起疼痛或其他症状时，爸爸妈妈才发现原来有东西进了宝宝的耳朵。在夏天的时候，有些昆虫趁宝宝睡觉时飞进或爬进耳朵里的事是常有的。还有些宝宝出于好奇，常将一些小东西或豆类塞入耳道，但塞入容易取出难，一般是越想把它挖出来，异物就越往耳道深部钻。

外耳道异物对宝宝的危害

宝宝的耳朵进入的异物不同，对宝宝的伤害也不一样。但是，有一点毋庸置疑，就是都会对宝宝的健康造成威胁。因此，若宝宝耳朵进入异物，一定要及时正确地处理。

动物性异物

动物在耳道里爬动，可产生瘙痒以及难忍的疼痛和不适，使宝宝哭闹和烦躁不安。

植物性异物

植物性异物，如决明子、花卉种子等，吸水后可胀大，刺激皮肤，产生继发感染而发生外耳道炎，使异物更难取出。严重的如石块、草棍之类，可能会刺伤鼓膜而产生更加严重的后果。

水

耳内进水后会出现耳内闭闷、听力下降、头昏等不适，如果不及时处理，还容易引起头部疼痛，引发中耳炎等炎症。

不要自行给宝宝掏耳朵

有的妈妈看到宝宝的耳朵有耳屎等分泌物，就会马上用棉签或者搓尖的棉纸给宝宝掏耳朵，把"脏东西"清理干净。这样做是大错特错的。

其实，只有外耳道的外侧二分之一处生产耳屎，在一般正常的情况下，宝宝可以通过咀嚼、张嘴等动作把耳屎排出。而且3岁以前的宝宝比较容易有耳屎，它对宝宝的耳朵来说具有保护作用，就像"哨兵"一样守卫着外耳道的大门。平时"藏"在外耳道内，具有保护外耳道皮肤和粘附外来物质如灰尘、小飞虫等的作用。

如果妈妈自行用棉签给宝宝掏耳朵，有可能把耳屎推入耳内，这样不仅更加难以清理，而且还可能伤害到鼓膜。妈妈如果实在觉得耳屎不干净，想帮宝宝清理的话，可以用清水给宝宝洗洗外耳。

动物性异物的处理方法

由于昆虫有钻孔的习惯，它们进入耳道后，一般只向里爬，不会后退。宝宝耳道比较狭窄，较大的昆虫要出来也转不开身。因此爸爸妈妈应该选择在黑暗的环境里，用手电在外耳道口照，昆虫有趋光的习性，见到光亮后，有的可自行爬出；在医院常用酒精甘油或麻醉剂滴入外耳道内，然后用镊子或钩子将虫取出。

植物性异物的处理方法

植物性异物切忌用水冲。因为它可吸水膨胀，变得更难取出。如果异物已经泡胀，应将宝宝及时送医院由耳科医生诊治。

水进入耳朵的处理方法

如果水进入宝宝的耳朵，可让宝宝把头侧向一边，使进水的耳朵向下，然后单脚轻轻跳几下，便可以解决耳朵进水的问题。也可以固定好宝宝的头部，把棉签轻轻伸进宝宝的耳洞里，把水吸出来。但要注意不能把棉签伸得太往里，以防会伤害到宝宝的耳朵。

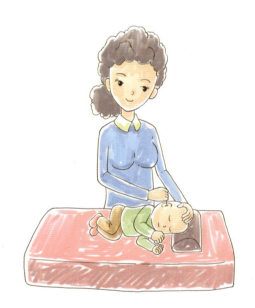

贴心提示

一旦发现异物进入宝宝的外耳道，爸爸妈妈可用细长镊子轻轻取出。珠形异物切勿用镊子夹取，以免将异物推向外耳道深部。取异物时，一定要固定好宝宝的头部，以免因宝宝乱动而造成更大损伤。

流鼻血，止血别犯这些错误

在儿科门诊里，我常看到在排队的爸爸妈妈给宝宝止鼻血，基本上都是让宝宝仰头，或者是直接用卫生纸堵住鼻孔。我总是忍不住要告诉他们，把宝宝鼻孔里的卫生纸拿出来，然后教他们正确方法，先暂时将宝宝的鼻血止住。那么，宝宝流鼻血的时候应该怎么止血呢？

方法很简单：让宝宝保持正常的站立姿势，或者让宝宝的身体稍微前倾，然后让宝宝自己用拇指、食指压迫鼻翼5~10分钟（也可以只压迫出血的一侧，这样另一个鼻孔就能呼吸了），一般轻度的鼻出血都能止住。如果压迫10分钟后，鼻血还没有止住，要立马带宝宝去看医生。

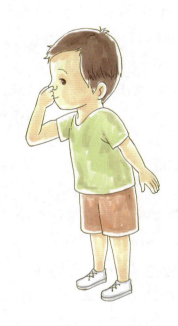

宝宝流鼻血的原因

如果宝宝患有感冒、扁桃体炎、肺炎、猩红热、腮腺炎等传染病，会出现高热，此时鼻黏膜的血管也会剧烈地充血肿胀，甚至造成毛细血管破裂而出血。这种鼻出血通常伴随高热。

如果宝宝患有血液病，如血小板减少性紫癜、再生障碍性贫血、白血病等，鼻出血常常是最早出现的症状。如果宝宝莫名其妙地流鼻血，爸爸妈妈就要引起注意了。

宝宝鼻黏膜脆弱，在干燥的天气下，需要更多血液流经鼻腔以提高温度与湿度，因此容易造成鼻黏膜充血而导致出血。

宝宝大多好动，跑跳间容易碰撞或受重击，致使脆弱的鼻子出血。

玩耍时将异物塞入鼻腔，容易造成流鼻血。

宝宝用手抠鼻子，有可能使脆弱的鼻黏膜受伤、出血。

患有过敏性鼻炎的宝宝，秋冬的时候有可能因为天气干冷而引发流鼻血。

如何预防宝宝流鼻血

1 家里常备红霉素或金霉素眼膏，在天气干燥的时候，可以用棉签蘸着软膏，在鼻腔内均匀地涂抹，以滋润鼻黏膜。

2 经常帮宝宝清理鼻痂、鼻涕等分泌物，以保持呼吸通畅，这样能减少宝宝抠鼻子。

3 加强宝宝的自我保护意识，让宝宝在活动的时候避免碰撞。教育宝宝不要把小物品放进鼻子里。

4 对于感冒、过敏性鼻炎、扁桃体炎、肺炎引起的流鼻血，除了止血外，还要对症治疗。

5 让宝宝多喝水，多吃新鲜水果、蔬菜，如西红柿、芹菜、萝卜、莲藕、荸荠、西瓜、雪梨、枇杷、橙、橘子、山楂等。忌多食导致上火的辛燥、煎炸食品，以免上火而流鼻血。

6 让宝宝多参加体育锻炼，给宝宝安排的饮食要营养丰富均衡，以增强宝宝的免疫力。

7 秋冬季节，要保持室内空气清新，气温适当，湿度适宜。

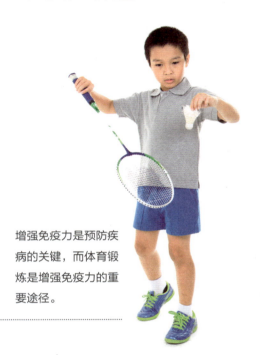

增强免疫力是预防疾病的关键，而体育锻炼是增强免疫力的重要途径。

流鼻血时的错误止血方法

❌ **仰头止鼻血：** 宝宝流鼻血的时候，大人通常会让他把头往后仰。其实，这样会使鼻腔内已经流出的血液因姿势及重力的关系向后流到咽喉部，并无真正止血效果。而且还有可能埋下健康隐患，例如咽喉部的血液会被吞咽入食道及胃肠，刺激胃肠黏膜产生不适感或呕吐，出血量大时，还容易吸呛入气管及肺内，堵住呼吸气流造成危险。

❌ **在鼻腔里塞卫生纸：** 流鼻血的时候把卫生纸塞鼻腔里，很容易让宝宝的鼻子"二次受伤"。这是因为流鼻血多发生在鼻腔前部，塞卫生纸有可能直接触及出血区，使娇嫩的鼻腔黏膜受到二次损伤，还可能把小的出血区变大。另外，卫生纸要拿出来时，如果凝血块或者凝血面形成中和卫生纸连接在一起了，难免牵连到刚刚形成、还很脆弱的凝血块或者凝血面，结果可能就是凝血块或者凝血面被带掉而破坏了。如此一来，本来10~20分钟就能止住的鼻血，很有可能半个小时都没法止住。

误吞异物要这样处理

1~3 岁的宝宝常将随手拿到的东西放进口中，很容易误吞入胃或吞咽时卡到气管或食道。如果爸爸妈妈发现宝宝误吞异物，应先稳定情绪，按照下列措施进行急救。

保持镇静

当宝宝将异物吞下后，只要当时未发现呛咳、呼吸困难、口唇青紫等窒息缺氧表现，就不必过分紧张，着急催吐有时反而会使异物误入气管而发生窒息。多数异物在胃肠道里停留的时间不超过 3 天，每次宝宝排便时，爸爸妈妈都应仔细检查。若宝宝吞咽异物后经过 3~4 周仍未发现异物排出，应请医生处理。

棋子、硬币、纽扣等异物，都能随胃肠道的蠕动与粪便一起排出体外。当宝宝误吞了这些东西，可多给宝宝吃些富含膳食纤维的蔬菜，如韭菜、芹菜等，以促进消化道的生理性蠕动，加速异物排出。

贴心提示

如果宝宝吞咽异物后，出现呕血、腹痛、发热或排黑色稀便的现象，说明有严重的消化道损伤发生，必须立即就医。若发现有呛咳、呼吸困难、口唇青紫等窒息缺氧表现，可能是异物进入气管，需及时抢救。

紧急催吐，及时就医

对于较小的宝宝误吞异物，应立即紧急催吐。方法为：手伸进宝宝的口腔内，刺激其咽喉部位以催吐。这种方法适用于异物比较靠近咽部的情况。如果宝宝已经将异物吞下，则要立即就医，医生会根据检查结果采取合适的治疗措施，如灌肠、微创取出等。

误食异物，预防为主

宝宝误吞异物，多和爸爸妈妈保存物品不当或照看方式不当有关。爸爸妈妈在照看宝宝时要注意以下方面，以减少意外的发生。

螺丝钉、玻璃球、硬币、小石块、小球、玩具上的小零件、纽扣、电池、安全别针、曲别针、笔帽、珠宝、蜡笔等，都要放在宝宝看不见、够不着的地方，以免宝宝吞下造成危险。

宝宝的玩具要定时检查，看看细小的零部件如螺钉、小珠子等有无松动情况。

建议爸爸妈妈在清洗衣服后检查宝宝衣服上的小配件是否牢固，如小扣子、小花等，否则宝宝会不自觉地把它们从衣服上拽下来，放到嘴里吃。

当宝宝嘴巴里有食物的时候，尽量不要逗他笑，也不要让他蹦蹦跳跳，万一摔倒，很容易将食物吸到气管里去。

大人要藏好药，宝宝误服药物很严重

有一天晚上值班，医院里病人不多，我正准备去输液室看看。还没起身，就听到有人在喊："大夫，快救救孩子！"接着看见大爷大妈抱着一个2岁左右的宝宝冲了进来。大妈说宝宝吃了他们放在沙发上的维C银翘片，想给宝宝抠出来，但宝宝拒绝合作，最后还是吃进肚子里去了。我给宝宝检查后发现，宝宝并没有什么不舒服的症状，而且精神也不错，眼睛滴溜溜地转，就让大爷大妈带着宝宝先回家，给宝宝多喝水，注意观察就行。家中药物一定要放在宝宝看不见、够不着的地方。维C银翘片是中成药，对宝宝的伤害不大，但如果宝宝误服了大人的降血压药、降糖药、安眠药等，很有可能引发严重的后果。

误服药物的情况多发生在2~4岁的宝宝身上，其中以男孩居多。这个年龄段的宝宝对外界充满好奇，如果药物保管不严，就会造成误服而致中毒。另外，宝宝患病后用药的品种和用量都有别于成人，而机体的解毒功能和对药物的耐受力又远不如成人健全，一旦擅自用药或过量用药，都易引起中毒。

宝宝药物中毒的急救办法

对于中毒程度不深、神志清醒的宝宝，不要急于送往医院，要立即进行催吐处理。方法为：让宝宝喝下一大杯温开水或淡盐水，用右手食指或筷子（用压舌板最好），伸进宝宝的口腔按压舌根部，反复刺激咽喉部，促使宝宝持续呕吐，直至吐出的液体颜色如水一样清为止。

如果宝宝已经昏迷，为防止呕吐物进入气管，不能用催吐法。

保留相关药物信息

如果宝宝服入的药量过大，或时间过长，或副作用大（如误服避孕药、安眠药等），特别是当宝宝已经出现中毒症状时，必须立即将其送到医院抢救治疗，切勿延误时间。在送往医院急救时，应带上宝宝吃错的药，或有关的药瓶、药盒、药袋，供医生抢救时参考。如果不知道宝宝服的是什么药，则应将宝宝呕吐物带往医院，以备检验。

药物中毒的自救

在送宝宝去医院前，如果已明白误服的药物种类，且在宝宝意识清醒的状态下，家人可采用相应的措施，积极进行自救。

如果宝宝误服的是一般性药物，且剂量小，如毒副作用较小的普通中成药或维生素等，应给宝宝饮用大量的凉开水，以稀释药物，促使药物尽快从尿中排出，并使用催吐法。

如果宝宝误服的是刺激性或腐蚀性很强的药品，如来苏水、苯酚、盐酸等，对口腔、食道、胃黏膜的刺激性很大，应马上把牛奶、豆浆或鸡蛋清与水调和成溶液，迅速给宝宝喝下去。另外，为防胃穿孔的危险，此时不宜用催吐法。

如果宝宝误服的是碱性药物，可用食醋、柠檬汁、橘汁等食物中和。

如果宝宝误服的是酸性药物，可用肥皂水、生蛋清等进行中和。

如果宝宝误服的是外用药如碘酒，应该立即喝米汤、米糊等含淀粉的液体，以生成碘淀粉降低毒性，然后反复催吐，直到呕吐物不显蓝色。

宝宝如果误服的是有剂量限制的药物，如安眠药、某些解痉药（阿托品、颠茄合剂之类）、退热镇痛药、抗生素及避孕药等，需要迅速催吐，然后再喝大量茶水反复呕吐洗胃。催吐和洗胃后，让宝宝喝几杯牛奶或 3~5 枚生鸡蛋清，以养胃解毒。

如果宝宝误服了其他药物，如癣药水、止痒药水、驱蚊药水等，应该立即让宝宝喝浓茶水，因为茶叶中含鞣酸，有解毒的作用。

如果宝宝皮肤接触到有毒液体，并且尚在皮肤表面，应迅速用清水反复冲洗。若中毒的药物易溶于油类或酒精等溶液，可用油类或酒精来洗涤。

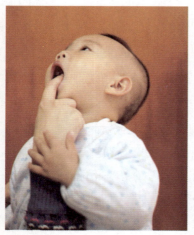

催吐法是宝宝误食药物的常用急救法，但并不是误食药物就要催吐，应具体情况具体分析。

避免宝宝药物中毒，爸爸妈妈要做好 5 件事

分门别类存放药品

不要把药品和食品混放在一起，成人药与儿童药、外用药与口服药都要分开放置，避免错拿造成误服。

告诉宝宝为什么吃药

不要为了让宝宝吃药，就骗他们说药品是糖果，而应该告诉他们药品和糖果的区别。

把药放在宝宝不易拿到的地方

药品应放置在高处，或者是上了锁的柜子里。切勿将药品随意放在桌柜上、抽屉里、枕边、沙发上等宝宝容易拿到的地方。

不要让宝宝单独接触药

如果爸爸妈妈正在使用药品时，因有急事要离开，应立即把药品放到安全的地方。

贴心·提示

要避免宝宝药物中毒，爸爸妈妈不仅要将药物放好，还要经常对宝宝进行安全教育。

应保存药品完整的外包装

保留产品说明书、保质期等标签非常重要，可以有效防止药品过期。如果宝宝误服，可为医生提供相关信息，对治疗有利。

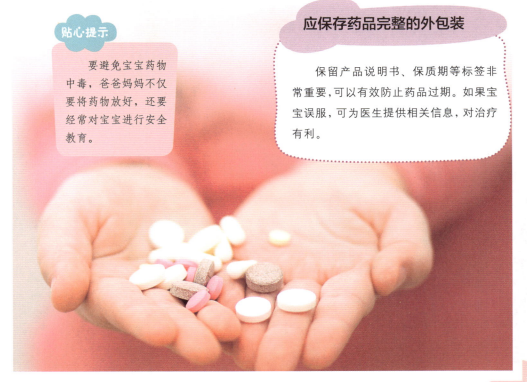

食物中毒重在预防

我接诊过一个5岁的宝宝。宝宝很烦躁，有腹泻的症状，而且一直有气无力地说自己肚子疼。我当时就想到了食物中毒。宝宝的奶奶很诧异："我们都吃一样的饭菜,怎么会只有他食物中毒呢？"询问后得知，原来他们晚上吃的是前两天的剩饭剩菜。大人的免疫力相对好，接触的病菌也多，大人吃了剩饭剩菜没事，但宝宝肠胃娇弱，免疫力也低，就极有可能出现食物中毒。

夏秋季节是宝宝食物中毒的多发期，以较大幼儿多见。如果宝宝不幸发生急性食物中毒，爸爸妈妈不要惊慌失措，而应冷静沉着地采取一些行之有效的急救措施。

食物中毒的表现

食物中毒的早期症状以呕吐和腹泻为主，常在食后1小时到1天内出现恶心、剧烈呕吐、腹痛、腹泻、发热、哭叫、烦躁不安、抽风等症状，继而出现脱水和血压下降甚至休克等症状。食物中毒中，以肉毒杆菌污染所致食物中毒病情最为严重，可出现吞咽困难、失语等症状。

食物中毒的紧急处理

催吐

• 如食物吃下去在1~2小时之内，可取盐20克，加温水200毫升，一次喝下，如不吐可多喝几次。也可用鲜生姜50克，捣碎取汁，用200毫升温水冲服。

• 发生在2~4小时后，可用筷子、手指或牙刷柄等包上软布，压迫宝宝的舌根，刺激宝宝的咽后壁来引发呕吐，以尽量排出胃内残留的食物，防止毒素进一步被吸收。

• 进食4小时后发生中毒，可给宝宝吞饮大量的淡盐水，并配合指压舌根的方法催吐。

贴心·提示

催吐适用于年龄较大、神志清醒、合作的患儿。有严重心脏病、食管静脉曲张、溃疡病、昏迷或惊厥的患儿，强酸或强碱中毒，汽油、煤油等中毒，以及6个月以下婴儿不能采用催吐法，要立即送医院抢救。

导泻

如果宝宝吃下去中毒食物超过 2 小时，且精神尚好，则可服用少量泻药，促进中毒食物尽快排出体外。如取生大黄 30 克一次性煎服，或番泻叶 10 克泡茶饮服。

如何预防家庭食物中毒

1 给宝宝选购食品时要注意检查生产日期和保质期限，一定不要买过期的食品。已经买来的食品不要长期放在冰箱里，时间长了就可能超过保质期。

2 饭菜要尽量现做现吃，避免给宝宝吃剩饭剩菜。剩菜较长时间存放，细菌容易繁殖，如果加热不够，就容易引起食物中毒。宝宝吃后会出现恶心、呕吐、腹痛、腹泻等类似急性肠炎的症状。

3 隔夜的饭菜在食用前要先检查有无异味，确认无任何异味后，加热后方可食用。

4 正确烹饪食物。有些食物本身含有一定毒素，须正确加工才能安全食用。比如：扁豆必须炒熟焖透才能食用，否则易引起中毒；豆浆必须煮透才能喝；发了芽的土豆会使人中毒，不能食用。

5 使用恰当的炊具烹饪食物。有些食物烹制时必须用适当的炊具。例如不能用铁锅煮山楂、海棠等果酸含量高的食品，那样会产生低铁化合物，致使宝宝中毒。

6 夏天吃凉拌菜时，必须选择新鲜蔬菜，用流水冲洗，并用开水烫后加入盐、醋等再食用。

饭菜要卫生、营养，更要安全，尽量不吃剩饭菜，预防宝宝食物中毒。

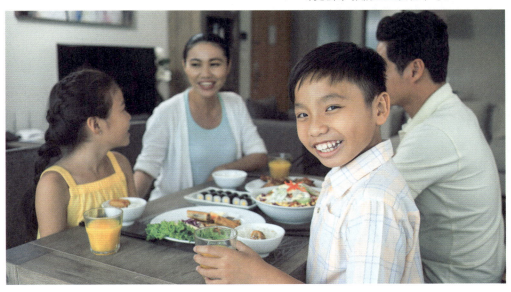

宝宝的牙被磕掉了该怎么办

有朋友在微信朋友圈问：我儿子今年5岁，在学校与小朋友玩游戏的时候不小心摔倒在地上，把一颗大门牙磕掉了三分之一。他还没换乳牙，等他自己换牙时自然脱落，还是需要做什么治疗？有专业人士吗？求答案。

其实，家里有一个"淘气包"，很多爸爸妈妈都想问这些问题。如果宝宝不小心把牙磕掉了，可以这样处理。

保存好牙齿，可以进行"接牙术"

捡回断牙或脱落的牙齿，然后手持牙冠，用流水冲洗牙齿表层的污渍。但要注意，不要用手或利器刮擦脱落牙表面，而且冲洗的时候手持牙冠，不要接触压根部位。

将牙齿清洗完毕后，要将它及时放在湿润的环境里，如矿泉水、牛奶、生理盐水等中。千万不要用纸巾等擦拭，也不能用纸巾包裹，这样会使断牙变得干燥而受损。

处理完后，要及时带着宝宝和断牙到医院进行治疗。

贴心·提示

不论是恒牙掉落，还是乳牙磕断了，爸爸妈妈帮宝宝处理牙齿，一定要把握"黄金30分钟"。在牙齿掉落、磕断后的30分钟内，将牙齿复位或进行治疗，成功率要相对高一些。

断牙丢失也要去医院

不少宝宝磕掉牙的时候，爸爸妈妈并没有陪在身边，导致断牙丢失，这种情况下也要尽快去医院。如果还没有长恒牙，磕掉的是乳牙，且牙神经暴露，则需要做活髓切断术，以防止患牙感染，影响将来恒牙的发育。如果乳牙齐根断掉，在牙冠摇动不大的情况下，可不做处理，继续观察病情变化。如果牙冠摇动大，就应该拔出。

有的爸爸妈妈可能觉得，乳牙磕掉了，等恒牙长出来就可以了。但是宝宝的乳牙缺失过早，接替它的恒牙还不能很快地长出来，缺失牙两侧的牙就会向这个空隙倾斜和移位。这样，当这颗恒牙长出来时，已经没有位置或空隙位置不够了，硬挤出来的牙会导致牙齿排列不齐，影响以后的咀嚼功能和牙齿的美观。

因此，如果宝宝乳牙缺失过早，爸爸妈妈应带宝宝去看牙科医生，医生会根据需要给宝宝装一个缺隙保持器，以防止空隙缩小，确保恒牙能正常萌出。

牙震荡后也要及时就医

有的宝宝在玩耍的过程中，牙齿受到碰撞，但并没有缺损，就被忽略。其实，被撞了之后的牙齿看似健康，背后却潜伏着隐患。这是因为牙齿受到外力冲击后，牙体组织并无缺损，但牙周膜有轻度损伤，而且牙震荡往往不能通过肉眼看出损伤痕迹。如果不及时就医治疗，很容易出现牙髓病变。因此，出现过牙震荡的宝宝要定期到医院复查，以便及时发现病变。

恒牙磕断后需要进行治疗、修复

宝宝的恒牙磕断后，就不会再长出新牙。这时，爸爸妈妈要及时带宝宝去看牙科医生。医生会根据检查结果和宝宝的情况，做出相应的治疗，治疗后对牙齿进行修复或补牙等处理。

贴心·提示

为了预防宝宝把牙磕掉，爸爸妈妈要不断增强宝宝的自我保护意识，并且告诉宝宝牙齿的重要性，以及出现意外后的处理措施。千万不要以为宝宝不知道，他的表现往往出人意料。

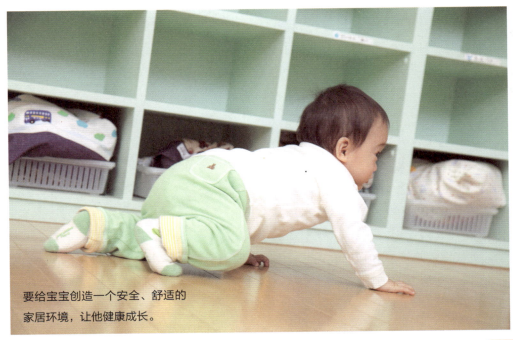

要给宝宝创造一个安全、舒适的家居环境，让他健康成长。

头部摔伤后的判断处理至关重要

宝宝比较好动，意外跌落容易导致宝宝头部摔伤，而头部摔伤是最让大人紧张、担忧的外伤之一。有的时候，宝宝从高处跌落，摔到了头，却没有明显的伤痕，爸爸妈妈如果不了解头部摔伤的基本判断知识，就可能会注意不到宝宝的异常反应，很容易留下更大的隐患。因此，爸爸妈妈需要了解一下，当宝宝头部摔伤后，哪些情况应及时就医，无须就医时应如何处理。

孩子头部摔伤后，以下情况需及时就医

宝宝头部摔伤，如果出现以下症状，爸爸妈妈要立即带宝宝就医，或者拨打120急救电话。

频繁呕吐，而且呕吐呈喷射状。如果是因为剧烈哭闹而引发的呕吐，不伴有精神萎靡，爸爸妈妈就不用过度担心。但是，如果宝宝精神差、惊厥、眼神涣散，同时出现频繁的喷射性呕吐，那么就要高度警惕，有可能存在颅脑损伤，需马上拨打120急救。

如果宝宝头部摔伤后，出现剧烈的头痛，而且头痛逐渐加重或反复头晕，则应及时就医。婴幼儿不能表述疼痛，但如果表现出易烦躁、哭闹不安、精神状态差时，则需要及时就医。

宝宝头部摔伤后如果出现惊厥，则要及时拨打120急救。

宝宝摔伤严重，意识丧失，需要马上拨打120急救。

头部摔伤后，受伤部位按压10分钟仍不能止血，则要立马就医，否则失血过多可导致休克。

如果宝宝是6个月以下的婴儿，则要及时就医。

鼻子或耳朵出血或流液，要马上拨打120急救。

如果宝宝看起来精神良好，没有出现以上症状，有外伤的，可先处理外伤，稍作休息，然后到医院检查。

头皮擦伤的处理

当宝宝出现头皮擦伤时，可先紧急处理，再到医院检查。

处理方法：头皮表层的损伤，损伤处有少量出血或渗出，应以消毒棉签压迫止血，擦伤周围皮肤以 75% 的酒精棉签消毒，不用包扎。如果擦伤处污物较多，应局部清创并服用抗生素。

头皮裂伤的处理

由于头皮血管丰富，有时出血来势很猛。可注意在血迹最多的地方分开头发，认真察看，如仅有头皮裂伤，而无颅骨骨折，可用多层无菌纱布压迫出血点或压住伤口周围的皮肤，做止血处理，并及时送医院诊治。

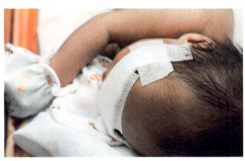

头皮包块的处理

外伤处表皮无损伤，仅是局部出现血肿或硬块，应尽早局部重压包扎，防止肿块扩大。切忌用跌打药酒对局部进行外搽和按揉推拿。

若已形成血肿达 24 小时，可热敷以促进吸收；大血肿禁止自行用针随便穿刺放血，应及时就医，由医师进行处理。

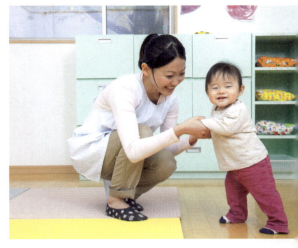

陪在宝宝身边，不仅可以增进亲子关系，还能保证宝宝安全。

如何预防头部摔伤

1 家里如果有楼梯，爸爸妈妈一不注意，宝宝就会爬上楼梯，极易滚落下来。因此，最好给楼梯加上护栏，防止宝宝攀爬。

2 学步车"翻车"也容易使宝宝受伤，如果宝宝正在使用学步车，爸爸妈妈要特别注意看管好宝宝。

3 当宝宝开始学会翻身时，一定要有人陪伴，决不能单独把宝宝留在床上或沙发上。

4 将家里尖锐突出的部分用布包起来或贴上防撞条，可减轻可能给宝宝带来的伤害。

意外摔伤或夹伤，父母应该怎么办

爸爸妈妈疏于照看，或者是宝宝调皮，都有可能导致宝宝摔伤或者手指被夹伤等。看到宝宝因磕碰而流血时，爸爸妈妈都很心疼、着急，没有流血常被认为是安全的。其实不然，如果宝宝不慎摔了，虽然没有流血的现象或明显的伤口，也要引起重视，及时就医。

宝宝摔伤没流血，爸妈要引起重视

虽然头部受伤后没有流血的现象，但如果宝宝表现得烦躁不安、哭闹、精神萎靡，还有呕吐的现象，有可能是颅内损伤或脑震荡，要立即到医院就诊。尤其是婴幼儿从高处坠落，且头部先着地，最好第一时间将其保持平卧姿势送医院检查。

如果宝宝摔倒，手臂或腿部受伤而没有流血，但宝宝哭闹不止，不让碰受伤的手或腿，有可能是脱臼或骨折了，如果爸爸妈妈不知道如何处理，应立刻拨打120急救电话求助。

宝宝手指被夹伤应如何处理

第1步

分散宝宝的注意力

宝宝怕痛，如果家长惊慌，会让他更紧张。可以先将宝宝带离让他受伤的地方，然后安慰他，问他电视里的动画人物叫什么。给宝宝检查一下手指，可以屈伸，说明没有骨折。

第2步

包扎止血

用棉签蘸上75%的酒精消毒，清理完伤口上的血液后，用创可贴帮宝宝把伤口包上。

第3步

冷敷

如果宝宝手指被夹上了，疼痛剧烈时，一时很难判断是肌肉受伤还是骨折。若手指肿胀、压痛，早期可先用冷水或冰袋（把冰块放在塑料袋内）进行冷敷。

哪些情况需要就医

如果被夹手指出现紫色的瘀血或肿胀、活动困难，有可能是手指部骨折，应及时带宝宝去医院，防止伤指因局部压力过高发生坏死。

对于挤压后指甲剥离和开放性骨折的宝宝，可用干净的纱布或手绢包扎后，将伤肢以三角巾悬吊于胸前，这样有助于减轻疼痛和止血，然后立即送往医院治疗。

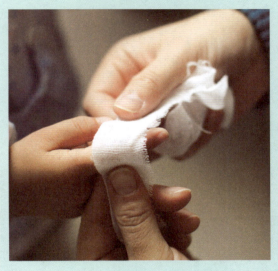

宝宝不能自己诉说症状，所以很难判断受伤的程度。如果宝宝不停地哭闹，说明疼痛剧烈，如肿胀严重，可能是骨折，这时不要活动宝宝受伤的部位，应立即送他去医院就诊。

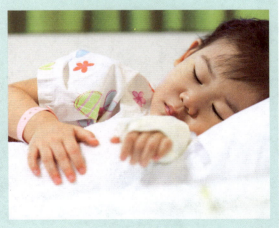

提高宝宝安全意识，减少手指夹伤事故

宝宝手指被夹伤，通常有两个原因，一是宝宝活泼好动，二是爸爸妈妈看护不周。那么，预防宝宝被夹伤，则要"对症下药"。

1 对于宝宝来说，提高安全意识很重要。宝宝天性好动，喜欢开关门窗、抽屉、汽车门、冰箱门、衣柜门等，如果不小心很容易被夹伤。爸爸妈妈应告诉宝宝，不能来回开关门窗、抽屉，这样会夹到手，而且还容易损害门窗、抽屉。

2 如果宝宝年纪小，当宝宝需要开关门窗、抽屉时，爸爸妈妈应"代劳"；年龄大一些的宝宝，当需要开关门窗、抽屉时，爸爸妈妈最好守在旁边，并告诉他正确开关门窗、抽屉的方法。

割伤、擦伤，预防感染是关键

在门诊里，常接诊一些被割伤、擦伤的宝宝。宝宝喜爱玩耍，又没有经验，容易造成各种创伤，割破手指、擦伤是常见的外伤。一般是被刀、剪子、玻璃等割破，割伤如果处理不当，容易引发感染、破伤风等，严重者会发生败血症。也有一些宝宝因为走路、打闹等原因，使皮肤被墙壁、硬物等划伤，如果不及时处理，可感染细菌而引起炎症。

割伤伤口较浅可以这样处理

爸爸妈妈如果发现宝宝被割伤，伤口比较浅，可按照以下步骤先进行处理。

第1步

确认伤口的深浅

当宝宝出现割伤时，爸爸妈妈不要慌张，要冷静下来，细心查看宝宝的伤口情况，确定割伤的深浅。

第2步

用流动的水冲洗

如果伤口比较浅，爸爸妈妈应用流动的冷水（最好是凉开水）给宝宝冲洗伤处，将伤口附近的泥土、沙子等冲掉，将伤口冲洗干净。

第3步

消毒、包扎

若伤口较浅且已做清洁处理，可用碘酒、酒精涂伤口周围的皮肤，用干净消毒纱布包扎好。如伤口无感染症状，每天可用酒精棉球再消毒1次。

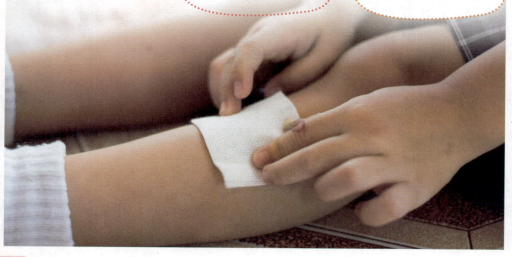

较深的割伤或大动脉出血的处理方法

对于比较深的伤口，应立即带宝宝到最近的急诊治疗。在去急诊前，可用干净的纱布、手帕按压伤口，并抬高受伤的部位，以减少出血或达到止血的目的。

如果宝宝手部动脉发生大出血时，可用止血带束缚上臂 1/3 部位近心端处止血。如果家中没有止血带，可用毛巾、大的手帕等纯棉布料的物品当止血带，将其折叠成大概 5 厘米宽的长条状，然后绑在上臂 1/3 部位近心端处。但在送去医院手术时应每隔 1 小时松开止血带 5~10 分钟，以免手部缺血坏死。注意不要用尼龙线、电线等捆扎手腕或上臂等部位，否则不仅不能止血，反而会加重出血，有的甚至造成手指坏死。

宝宝擦伤的处理

宝宝相互打闹、磕碰等都有可能导致皮肤擦伤。当出现擦伤时，可用以下方法处理。

1 擦伤通常是表皮受伤，对于很浅、面积较小的伤口，可用碘酒、红药水涂抹伤口周围的皮肤，然后用干净消毒纱布包扎好。如果家里没有碘酒，可用干净的水清洗伤口，然后涂上抗菌软膏，再贴上创可贴。给宝宝消毒的时候，动作要迅速，因为可能会刺痛而引起宝宝的反抗。

2 如果宝宝擦伤的面积太大、伤口上沾有无法自行清洗掉的沙粒、污物，或受伤部位肿胀、严重疼痛、周边皮肉破碎、血流不止，或受伤位置很重要（如脸部）则要立即带宝宝到医院治疗。

3 对于大而深的伤口，更应及时带宝宝去外科做局部清创处理，并注射破伤风针剂。

出现以下情况立即就医

割伤、擦伤 1~2 天后，伤口周围出现红肿，说明已有感染，要尽快就医。

如果被脏的或生锈的锐器割伤，应及时带宝宝去医院做处理，并注射破伤风抗毒素针剂。

如果宝宝伤口深且大，出血一般都很严重，还可能引起休克，并要警惕神经或肌腱断裂，因此除了止血外，要把伤口以杀菌纱布覆盖，并速带宝宝到最近的医院，不可延误。

如果按住宝宝的伤口，20 分钟后仍然流血不止，则要立即带宝宝去医院治疗。

贴心·提示

家中的锐器，如刀、剪子、玻璃器皿等要放置妥当，不要被宝宝拿到手中玩耍。避免宝宝玩尖锐的东西，如用嘴含筷子、冰棒棍、棒棒糖等玩耍和奔跑。

虫咬和蜂蜇伤后避免挠抓，以免化脓

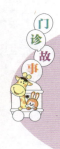

有一次，我接诊了一个 3 岁的小男孩，他的胳膊又红又肿，还流脓了。检查的时候，宝宝的妈妈告诉我，前几天宝宝被蚊子给咬了，起了一个大红包，宝宝觉得痒，就不停地挠。大人也没注意，觉得被蚊子咬了，挠挠很正常。结果没想到宝宝的指甲比较长，直接挠出血了，接着就发炎，变得又红又肿。

被蚊虫叮咬是常事，尤其是夏季。但是，对于皮肤娇嫩的宝宝来说，蚊虫叮咬、蜜蜂蜇伤可是大事儿。因为宝宝的皮肤比较娇嫩，表皮薄，皮下组织疏松、血管丰富，被虫咬和蜂蜇伤后，被咬的部位会出现明显的反应。而宝宝的耐受力差，会不停地抓挠，夏天气温又高，特别容易感染发炎，使局部变得又红又肿，严重的还会化脓。在宝宝被蚊虫叮咬后要细心护理，经常给宝宝洗澡、洗手，勤剪指甲，谨防搔抓叮咬处，以防止继发感染。

蚊虫叮咬的预防和护理

症状分析

蚊子叮咬在面部、耳垂、四肢等裸露部位多见有丘疹或瘀点，亦可出现丘疱疹或水疱，叮咬部位可找到刺吮点。

应对方法

1 用肥皂水或清水清洗被叮咬部位，擦干后用一些薄荷膏或用凉毛巾冷敷，可以减轻痛痒感并消肿。

2 也可给宝宝外涂复方炉甘石洗剂止痒，也可用市售的止痒清凉油等外涂药物。有过敏史的宝宝应先在手腕内侧试用，观察有无过敏现象。

3 为了防止宝宝挠痒，爸爸妈妈要帮宝宝剪短指甲。

4 蚊虫是乙脑等多种传染病的传播媒介，夏秋季节如果宝宝有高热、呕吐、惊厥等症状，要立即去医院就诊。

预防措施

1 注意室内清洁卫生，定期清理暖气罩、卫生间角落等房间死角，并喷洒杀蚊虫的药剂。

2 夏天给宝宝的小床配一顶透气性能好的蚊帐；或者是点电蚊香，但电蚊香要离宝宝远一些。

3 在宝宝身上涂抹花露水，或者是在宝宝洗澡的时候，在洗澡水里放一些藿香正气水，能起到驱蚊的作用。

4 带宝宝郊游时，尽量让宝宝穿长袖衣裤；外出前给宝宝涂抹驱蚊用品。

5 勤给宝宝洗澡和换衣服，减少宝宝身上的汗味。

6 尽量少带宝宝到草丛、潮湿的地方玩耍，这些地方蚊虫比较多。

蜜蜂蜇伤的预防和护理

症状分析

被蜜蜂蜇到，皮肤上会出现红色肿块，剧烈疼痛，且肿块的中心位置有突出的黑刺。

应对方法

1 先带宝宝离开被蜜蜂蜇伤的地方，然后快速地用指甲把刺拔出，再用肥皂水或清水清洗宝宝受伤的地方，用凉毛巾或冰袋敷在肿起的皮肤上，减轻疼痛。

2 如果宝宝哭闹，爸爸妈妈要尽量温柔地安抚宝宝的情绪，因为哭闹或烦躁不安都可加速毒汁在体内的扩散。

3 如果毒刺不能拔出来，或者是看不见毒刺，或者宝宝多处部位被蜇伤，或者宝宝发生了过敏性休克，爸爸妈妈要立即送宝宝到医院进行救治。

4 不能用手按摩宝宝被蜇伤的部位，这样会使毒汁更多地进入宝宝的身体里。

预防措施

1 不要带宝宝到蜜蜂较多的地方玩耍。

2 教育宝宝不要用棍子捅马蜂窝，有蜜蜂出现的地方要尽量绕道而行。

3 教宝宝如何躲避群蜂的攻击：如果有群蜂袭击，可站立不动，用外衣盖住头颈来保护自己。

注意事项：千万不要用手指或镊子去挤宝宝被蜇伤的地方，否则会把更多的毒液挤入皮肤。

其他虫子叮咬的处理

毛毛虫叮咬的处理：被毛毛虫叮咬后，皮肤上会出现很多粒状红色小包组成的小肿块，又疼又痒。可用肥皂水或清水清洗被咬的地方，然后抹一些清凉油。

蝎子蜇伤的处理：如果宝宝被蝎子蜇伤，应立即用鞋带、布条等绑扎伤口的近心端，以阻滞毒液吸收。绑扎的松紧度以阻断淋巴和静脉回流为宜。简单处理后，立即带宝宝上医院治疗。

动物抓伤、咬伤大意不得

现在养宠物的家庭越来越多，宝宝被宠物咬伤、抓伤的情况也越来越多。家里养宠物，爸爸妈妈要细心看护，不要让宝宝与宠物太接近。如果宝宝不慎被宠物咬伤、抓伤，爸爸妈妈应立即采取急救措施，减少感染，并尽快带宝宝就医。

猫、狗抓伤或咬伤后的处理

宝宝被猫、狗等宠物咬伤、抓伤后，爸爸妈妈不要恐慌，要冷静下来，以避免宝宝过分恐惧。应让宝宝保持平卧位，不要活动，以免毒素扩散。

先挤出伤口里的血，用肥皂水（无水源可用矿泉水）反复冲洗伤处，再用清水冲洗干净。注意，不要使用过氧化物或其他杀菌溶液为宝宝清洗伤口，这只会让宝宝越来越疼。

清洗伤口后应涂抹碘酒，一般不用包扎伤口，暴露即可。

立即带宝宝注射狂犬病疫苗。狂犬病是狂犬病毒导致的，主要是疯狗和野猫携带狂犬病毒，但家养猫狗中也有携带病毒的可能。即使3~4天后才发现伤口，也应带宝宝去注射疫苗。对未曾接种过狂犬病疫苗的伤者，要接种5次——当天、第3天、第7天、第14天、第30天。一定要坚持把针全部打完。

如果宝宝的伤口流血了，清洗伤口后，要用干净的纱布压住流血的地方来止血。简单处理后观察10分钟，如果宝宝的伤口仍大量出血，或者脸上、手上、伤口处出现红肿现象，要马上带宝宝去医院检查。

贴心·提示

宝宝被动物咬伤，在家进行急救处理时，千万不要在伤口上涂抹红药水或紫药水，这样会遮盖伤口，不利于医生的观察。

其他动物咬伤或抓伤的处理

1 蛇咬伤。父母要保持镇静，将宝宝抱到安静、安全的地方。不要让宝宝乱跑，以免加速蛇毒在体内蔓延。用手边的现有材料将伤口的上端（靠近心脏的一端）结扎，可用手绢、纱布等布料，尽量避免用鞋带、细绳子结扎。然后尽快送往医院。最好不要用口直接吸吮，这是比较危险的方法。

2 宝宝被鸟啄伤后，必须立即彻底消毒处理，因为鸟的嘴很长，啄到人的皮肤后，形成的伤口很深，应立即用凉开水或75%的酒精反复冲洗伤口5~10分钟，然后用纱布按压止血，进行简单包扎后立即到医院就诊，并注射破伤风针，以防感染。

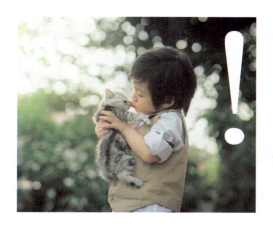

如何预防宝宝被宠物咬伤或抓伤

不要让宝宝喂宠物，以免宠物误咬到宝宝的手。

宝宝睡觉的时候，不要让宠物进入宝宝的房间，以免宠物在宝宝睡觉的时候咬到他。

不要让宝宝单独逗宠物玩，以免宠物过于兴奋伤害到宝宝。

一旦发现宠物对着宝宝发出低吼声或者嘶嘶声，可能宠物正处于愤怒状态，可随时发出攻击，妈妈要及时把宝宝抱走，与宠物隔离。

带宝宝外出时，看到动物尤其是大型犬，要尽量远离。

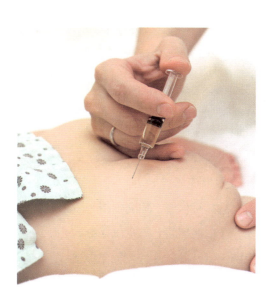

贴心·提示

　　绝对不要让宝宝同宠物单独待在一起，不要让宝宝亲近不认识的宠物。告诫宝宝尤其不要去招惹正在睡觉或吃东西的宠物。另外，宝宝户外活动时父母要全程陪同。

烧伤、烫伤，最重要的是降温散热

在儿科门诊里，接诊过不少被烫伤的宝宝，大多是被烫伤后未经处理就直接送到医院。其实，宝宝被烧伤、烫伤后，爸爸妈妈可以先用正确的方法降温散热，这样有助于减少烧伤、烫伤对宝宝皮肤的伤害。

3 步紧急处理烧伤、烫伤

第1步

迅速挪开导致烧伤、烫伤的东西，如果是火烧伤，则要迅速脱去宝宝身上着火的衣服。

具体方法：轻轻地脱去被热水浸透的衣服，或是用剪刀剪开覆盖在烫伤处的衣服、鞋袜等。

注意事项：如果衣服和皮肤粘在一起，先将未粘着的衣服剪去。粘着的部位去医院进行处理，不可用力拉或脱，以免加重局部的创伤面积。如果已出现水疱，不要把水疱弄破；水疱较大或水疱已破，最好到医院进行消毒处理。

第2步

及时降温，可将宝宝受伤的部位放到自来水下持续冲洗，或是将宝宝受伤的部位放在冷水中浸泡，这样能迅速降低患处的温度，阻止热力继续作用而带来的伤害，减少疼痛感。

具体方法：先用凉水把伤处冲洗干净，然后把伤处放入干净凉水中浸泡 15~30 分钟。浸泡时间越早，水温越低（不能低于5℃，以免冻伤），效果越好。

注意事项：伤处已经起疱时，不可浸泡，以防感染；头、面、颈部的烫伤发生后，千万不要揉搓、按摩、挤压烫伤的皮肤，也不要急着用毛巾擦拭，如果是不能用凉水冲洗的部位，可用毛巾进行湿敷。

第3步

紧急处理后尽快带宝宝去医院诊治，尤其是发生在脸上、手上、腿、生殖器等部位的严重烫伤。头、面、颈部的烫伤，随时会引起宝宝休克，应尽快送医院救治。如宝宝有发热、局部疼痛加剧、流脓的症状，说明创面已感染发炎，应请医生处理。

如果症状比较轻，冲洗后，可在伤面上涂抹烫伤膏。轻度烫伤一般不需要包扎，让创面裸露，与空气接触，可使创面保持干燥，并能加快创面复原。

注意事项：切忌用紫药水、红汞或其他东西涂搽，以免影响观察创面的变化及感染。

重视细节，避免宝宝被烧伤、烫伤

1 配方奶温度要适宜：给宝宝冲调奶粉时，要先试好温度。不要只摸奶瓶，而是要在手腕内侧滴几滴，以不烫为宜，过烫会使宝宝口腔黏膜发生烫伤。

2 合理添加洗澡水：给宝宝洗澡的水温一般以38℃左右为宜。让宝宝洗澡前，爸爸妈妈要先用手的前臂试一试水温；对于能独立行走的宝宝，爸爸妈妈在准备洗澡水时，要先放冷水，再放热水。对于年龄大的宝宝，想自己洗澡时，热水的温度应调到50℃以下。

3 不要在被子里放热水袋：宝宝睡觉时"睡相"很不好，活动的范围较广，而且宝宝自动规避危险的能力较弱，尤其是1岁以下的婴幼儿，接触到温度过高的热水袋也没有能力避开。因此，睡觉的时候不要在宝宝的被子里放热水袋。

4 让宝宝远离"热源"：不要把盛有热水的杯子或汤碗放在宝宝能够得着的地方，如低矮的桌子或桌子的边缘。

热水瓶、热水器等应放在宝宝拿不到的地方，最好锁在柜子里。

电熨斗用完后，要及时放到安全的地方。

冬天使用的取暖器周围，最好有防护装置。

卫生间内的酸、碱等清洗剂，要放在宝宝拿不到的地方，而且不可随便用其他食用容器来装，以免宝宝发生化学物质烫伤甚至误食的惨剧。

要选择有安全锁的饮水机，时刻上锁；聚餐时大人还有宝宝尽量远离桌子上的火锅、热汤、热水、茶壶。

煤气不用时要关掉总开关，因为宝宝可能会模仿大人点火。烧水、做饭时，厨房不能离人。

5 及时进行安全教育：当宝宝大一些，可以与人交流的时候，爸爸妈妈可以通过读绘本、讲故事或看动画片等方式给宝宝普及安全知识，如玩火的危险，如何避免被烫伤等。

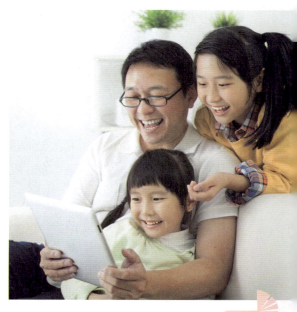

爸妈要做好防护工作，让宝宝冬天时远离冻疮

说起冻疮，很多大人有这样的感受：一到冬天，手、脚、耳朵等部位就会红肿，又痛又痒，严重的时候甚至会裂开，有血水渗出。其实，不仅大人容易出现冻疮，宝宝外出玩耍的时候，皮肤保护不当，也容易出现冻疮。所以爸爸妈妈要做好防护工作，让宝宝一年四季皮肤水灵灵的。

冻疮症状早发现

如果宝宝发生冻疮，最初冻疮部位会有刺痛麻木的感觉，有些宝宝会因此哭闹。冻疮部位受热后还可出现灼痒感，宝宝会不自觉地抓挠，很容易引起发炎。随着病情发展，皮肤可出现红斑，渐渐转为紫色，严重的伴有肿胀、起水疱症状，疱溃破后形成溃疡。冻疮多发生在冬季，天气转暖后会逐渐痊愈。痊愈后，冻疮部位常出现色素沉着或脱色，溃疡愈合处可出现瘢痕。

预防冻疮的 4 个要点

要让宝宝远离冻疮，关键在于爸爸妈妈的护理。冬天护理宝宝，预防冻疮，应注意以下方面。

1 天气寒冷的时候，尽量减少宝宝外出的时间。如果外出活动，爸爸妈妈要给宝宝穿上防寒保暖的衣服，带好手套、帽子、耳罩，经常暴露在外的部位可适当涂抹护肤油，以保护皮肤。另外，给宝宝穿鞋时，除了要注意保暖，给宝宝穿的鞋不要太紧，以免影响双脚的血液循环而诱发冻疮。

2 平时让宝宝多锻炼，以提高身体免疫力。冬天的时候，可适当给宝宝多吃一些高热量的营养食物，以提高身体的御寒能力，对防治冻疮有益。

3 对于以往长有冻疮的宝宝，爸爸妈妈可每天按摩宝宝冻疮好发部位，以促进血液循环，预防冻疮再发。

4 如果宝宝发生冻疮，要及时带宝宝就医，并遵医嘱给宝宝涂抹药膏。另外，对于年龄较小的宝宝，自控能力相对较差，可给他戴上手套，以防止他抓破冻疮部位。

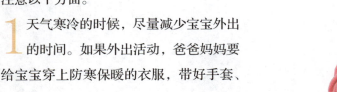

小宝宝意外脱臼，爸爸妈妈动作要轻柔

晚上在医院值班的时候，偶尔会接诊手臂脱臼的宝宝，而且宝宝手臂脱臼的原因让人很无语：爸爸妈妈牵引宝宝走路，走着走着就把宝宝的手臂拉脱臼了。这种脱臼也叫"肘错位"，医学术语叫作"小儿桡骨头半脱位"。

宝宝手臂脱臼的原因和症状

宝宝手臂脱臼，主要表现为宝宝穿衣服或玩耍的时候，爸爸妈妈猛然牵拉宝宝的胳膊，而宝宝的桡骨头上端尚未发育完全，肘关节囊及韧带均较松弛薄弱，很容易发生脱臼。

脱臼使宝宝觉得疼痛，可骤然间啼哭不止，或喊叫被牵拉的胳膊疼痛。肘关节往往呈半屈位，前臂不敢旋后，不能抬举与取物，不能自由活动，在肘关节的桡骨头处有压痛，局部却无明显的肿胀和畸形。

宝宝脱臼后的紧急处理

一旦宝宝发生脱臼，爸爸妈妈不必惊慌失措，在脱臼后的2~3个小时让关节恢复原状，还不太困难，时间太久，周围的组织就会肿胀，复原就困难了。

> 用大围巾折成三角形把手臂吊在宝宝的脖子上，能减缓一些疼痛。因为关节脱臼的部位会压迫神经，这时拉长的韧带以及肌肉稍微一动就非常痛。但是，注意不能随意移动宝宝的患肢，避免移动的过程中造成宝宝患部的二次伤害。
>
> 对宝宝的脱臼部位进行冰敷，并尽快带宝宝到医院治疗。

需要注意的是，即使将宝宝的关节复原到原来的位置，受伤的韧带或周围的组织也还是需要治疗。在接下来的几个星期里，都不要活动宝宝的手臂关节。

脱臼复原后的注意事项

不要用提物的方式突然牵引宝宝的手臂，或用粗鲁动作给宝宝更换衣服，更不要拉着宝宝的手把他提起来。以免脱位再次发生而形成习惯性脱位。

宝宝的手被拉直、手掌向上的姿势最容易受伤。所以爸爸妈妈在扶宝宝时，应该抓住他的肘关节或上臂。1岁左右的宝宝学走路时，爸爸妈妈应把两手放在他的腋窝下。

如果宝宝脱臼超过24小时或有反复脱臼史，因局部有肿胀，复位时弹响声或弹跳感多不明显，复位后疼痛也不一定即刻消失，但其他症状大多能缓解。此时，宜用三角巾将宝宝肘部固定在直角位置，一周左右即可。

宝宝骨折，处理不当伤害大

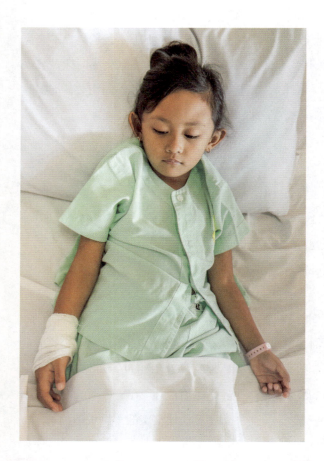

由于护理不当，加之宝宝生性好动和关节腔较浅的生理发育特点，宝宝骨折的发病率较高，约占儿科疾病的 15%，以外伤性骨折为主。当宝宝发生骨折时，如果不及时处理，会使肢体不同程度丧失功能，严重时还可损伤血管和神经。

如何区分骨折与脱臼

骨折和脱臼常被"相提并论"，于是有的人认为两者是一回事儿。其实不然。那么，怎么区分宝宝是骨折了还是脱臼了呢？

骨折的特征	脱臼（又叫关节脱位）的特征
受伤后面色苍白，出冷汗，触摸受伤部位或活动时疼痛严重	脱臼常发生在肩、肘、髋关节等部位，一般都有牵拉不当、外伤等暴力史
局部明显肿胀或有外形改变，宝宝哭闹不止	脱臼后患处出现肿胀、疼痛及活动功能受限等现象
受伤部位有畸形并有骨擦音	依据脱臼的部位，宝宝可出现活动受限的特定体位。关节处可出现明显畸形

骨折的紧急处理

当宝宝发生骨折时，不要移动宝宝，以免造成二次伤害。同时，可根据以下步骤进行处理，处理完后立马带宝宝就医。

第1步

冷敷、清洗和消毒

在伤处敷冰袋可以消肿止痛。如果宝宝开放性骨折，伴有出血时，应用生理盐水清洗伤口，敷上消毒纱布。注意，暴露于外面的断端不宜自行处理，以免造成更严重的损伤和感染。

第2步

夹板的固定

送宝宝去医院前，不能让骨折部位活动，可找小木板或树枝等物做夹板，附于患侧肢体上，在夹板或肢体之间垫一层毛巾、布之类的物品，用带子捆绑，松紧适宜，且固定长度要超过上下两个关节。四肢固定时，应暴露手指、脚趾，以便观察指（趾）部血液循环情况，调节夹板的松紧。

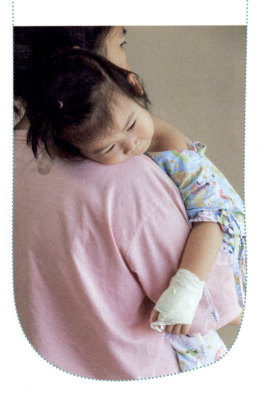

贴心·提示

骨折初期，宝宝的胃口会比较差，应安排清淡的、易消化的食物，如给宝宝喝一些鱼汤、肉汤和蛋汤等。随着宝宝病情的恢复，食欲也会逐渐好起来，应适当增加富含蛋白质的食物，如瘦肉、鱼、蛋及大豆制品等。矿物质和维生素对骨折的恢复也很重要，应鼓励宝宝多吃一些含钙和维生素丰富的食物，如牛奶、大豆制品、新鲜蔬菜、水果等。

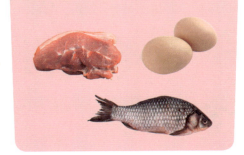

加强安全教育，预防宝宝触电

宝宝活泼好动，对周围环境十分好奇，一旦发生触电，会出现休克晕倒的症状，严重者呼吸中枢会受到抑制，心脏功能受损而发生死亡。因此，爸爸妈妈要了解宝宝触电的原因，做好预防措施，一旦发生意外，要科学施救，并尽快带宝宝就医。

触电后的紧急措施

1 立即切断电源，或用干燥的木棒、塑料棒等不导电的东西拨开电线。

2 直接将宝宝拉离电源。在其他方法均难以施行的情况下，可用干燥木板等将宝宝剥离触电处，或用绝缘的带状物直接将宝宝拉离电源，切忌直接徒手上去拉宝宝。

牢记 3 个要点，杜绝宝宝触电

很多意外情况其实是可以预防的，触电也是如此。

1 教育宝宝不要用手触摸电器开关、插座等。

2 家庭的一切电气设备（如插座、开关等）远离宝宝能触及的地方，并安装安全插座和漏电保护装置。

3 遇雷雨天气，要迅速将宝宝带到就近的建筑物内躲避。在野外时，找低洼处伏倒躲避，千万不要在树下躲避。

宝宝触电后的救护

当宝宝脱离电源时，要立即对宝宝进行急救，以下方法供参考。

当呼吸骤停而心跳尚存时，应立即进行人工呼吸。
心搏骤停时，立即就地进行心脏按压。
大力按压人中（人中穴位于鼻唇沟上 1/3 与下 2/3 交界处）、中冲（中冲穴位于手中指末节尖端中央）等穴位，也是快速急救的方法。
抢救同时应立即请求医务人员赶到现场并尽快将触电宝宝转送医院治疗。

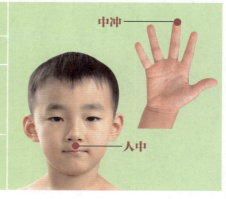

中冲

人中

父母必知的儿童溺水急救方法

每到暑假，总有不少儿童溺水的事件发生。除了注意儿童的假期安全教育外，儿童溺水应如何急救呢？

溺水急救的常见误区：反扛倒水

反扛倒水是指救出溺水宝宝后，立即反扛在背上进行倒水，其实这种做法是错误的。溺水分为湿性溺水和干性溺水。湿性溺水指有水通过口鼻进入下气道，肺脏像海绵一样十分吸水，水一旦进入肺很快就吸收到全身，进入血液循环，反扛宝宝倒水并不能将水控出来。干性溺水是指当刚刚有水进入口鼻时，遇溺的宝宝屏气时发生喉头痉挛，空气和水都无法进入，这种情况体内没有水可倒。

另外，反扛倒水有可能引起宝宝胃里的食物反流和误吸，反而会阻塞气道，还有可能导致肺部感染。更为重要的是，倒水延误了心肺复苏的最佳时间。

溺水的现场急救

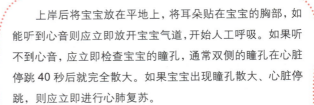

立即将溺水的宝宝救离水中，同时让旁边的人打 120 急救电话。

上岸后将宝宝放在平地上，将耳朵贴在宝宝的胸部，如能听到心音则应立即放开宝宝气道，开始人工呼吸。如果听不到心音，应立即检查宝宝的瞳孔，通常双侧的瞳孔在心脏停跳 40 秒后就完全散大。如果宝宝出现瞳孔散大、心脏停跳，则应立即进行心肺复苏。

• 如果溺水的是 0~1 岁的婴儿，可用双手环抱宝宝的胸部，双手四指放在婴儿的背部以支持背部，双手拇指放在婴儿的胸骨中央并用力按压。

• 如果是 1 岁以上幼儿，可用左手掌托住宝宝的背部，用右拳的下部按压宝宝的胸骨。如果施救的对象是较大的宝宝，可将大人的体重集中到手掌部，按压宝宝胸骨的中部。

• 溺水的宝宝如果心跳停止，必须人工呼吸和心肺复苏同时进行——每吹两次气后立即反复按压胸部 15 次，然后再从口向体内吹入空气，如此反复。呼吸停止的宝宝，如在人工呼吸过程中哭出来，则说明恢复了自主呼吸。

避免宝宝溺水，防患于未然

宝宝溺水，不仅发生在游泳池、河里，只要有水的地方就潜藏着溺水的风险，即使是在家里，儿童溺水事件也层出不穷。其实，宝宝溺水，跟看护不当有关。爸爸妈妈看护宝宝的时候，一定要打起十二分精神，可从以下方面避免宝宝溺水。

1 宝宝洗澡，尤其是4岁以下的宝宝，必须密切看护。小婴儿在浴盆里洗澡，是绝对不能离人的，因为小婴儿还不会自己翻身，如果口鼻不小心浸在水中，很浅的水就能让他发生溺水。

2 带宝宝出去游泳，一定要注意安全。一定要选择有现场救生员的正规游泳馆。下水前，要让宝宝充分活动，如果水温太低则先在浅水区用水淋洗身体，等适应水温后再去游泳，以避免抽筋。游泳的时候，宝宝在水中不能吃东西，以免引发呛水。大人陪同宝宝游泳，眼睛始终不能离开宝宝，要密切关注宝宝的状态。

3 加强安全教育，告诉宝宝不要在不熟悉的开放性水域游泳，也不要在周边玩耍，更不能一个人下水游泳。还要让宝宝远离游泳池的排水口，因为游泳池的排水口水压大，也容易发生意外。

游泳需要体力，孩子5岁后再学是比较合适的。这时孩子心肺功能相对完善，体能上也能满足游泳的需要。

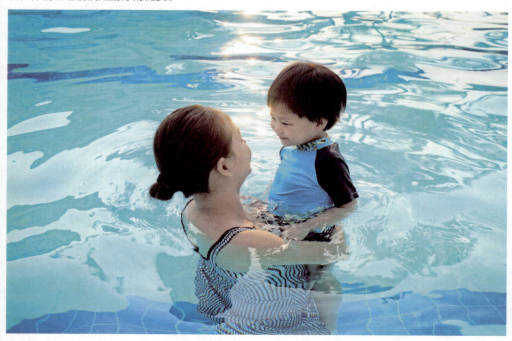

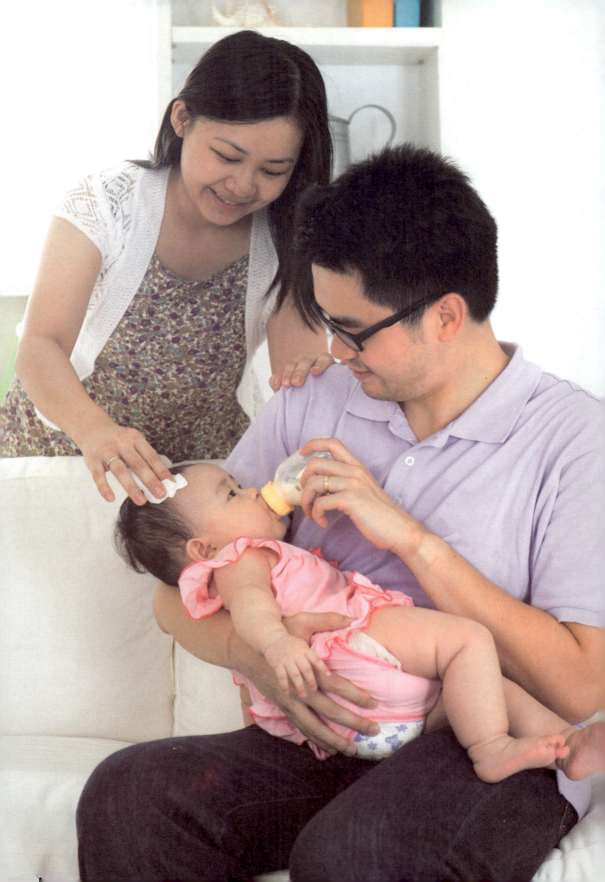

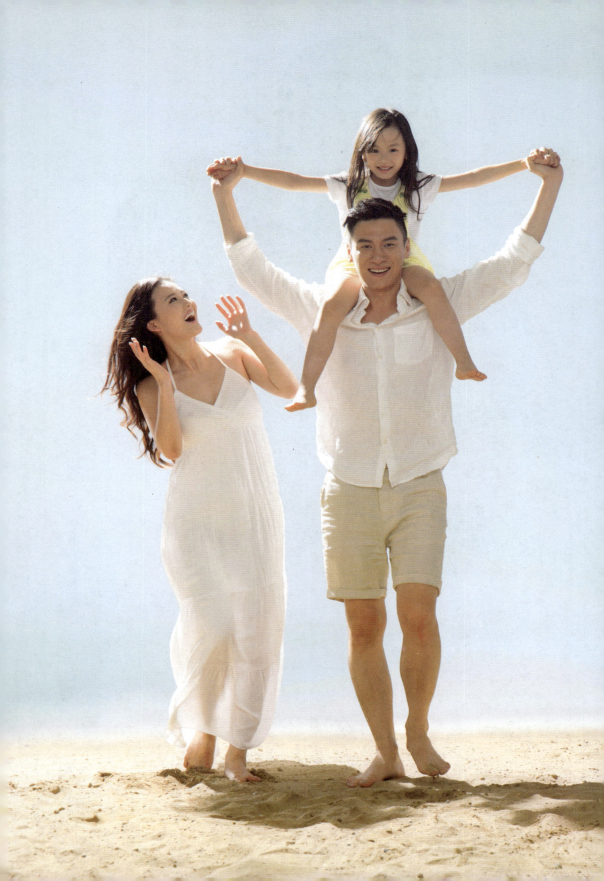